三医堂家传

小儿手诊

公方利 著

全国百佳图书出版单位

中国中医药出版社

· 北京 ·

图书在版编目（CIP）数据

三医堂家传小儿手诊 / 公方利著 —北京：中国中医药出版社，
2022.8
ISBN 978-7-5132-7603-0

Ⅰ.①三… Ⅱ.①公… Ⅲ.①中医儿科学—望诊（中医）
②掌纹—望诊（中医） Ⅳ.① R272.04 ② R241.29

中国版本图书馆 CIP 数据核字（2022）第 076927 号

中国中医药出版社出版

北京经济技术开发区科创十三街 31 号院二区 8 号楼
邮政编码　100176
传真　010-64405721
保定市西城胶印有限公司印刷
各地新华书店经销

开本 880×1230　1/32　印张 5.5　字数 121 千字
2022 年 8 月第 1 版　2022 年 8 月第 1 次印刷
书号　ISBN 978-7-5132-7603-0

定价　68.00 元
网址　www.cptcm.com

服 务 热 线　010-64405510
购 书 热 线　010-89535836
侵 权 打 假　010-64405753

微信服务号　zgzyycbs
微商城网址　https://kdt.im/LIdUGr
官方微博　http://e.weibo.com/cptcm
天猫旗舰店网址　https://zgzyycbs.tmall.com

如有印装质量问题请与本社出版部联系（010-64405510）

前　言

　　望、闻、问、切四诊是中医诊断学的基本架构，然而在应用于儿科时却遇到了难题，为了解决这一难题，古人发明了小儿手诊。但由于时代所限，小儿手诊一直没有理论依据支撑，因此论述、观点各异，导致儿科诊断难的问题一直得不到解决。

　　三医堂创始人针对这一难题，通过诊疗实践，找到了小儿手诊的理论依据，发明了"三医堂家传小儿手诊"，并应用于临床。

　　"三医堂家传小儿手诊"，在五代人近两个世纪的临床应用中，积累了丰富的经验。我作为"三医堂"的第五代传人，肩负起对前人经验整理的重任，并不断于临床实践验证。经过四十多年的努力，把三医堂家传小儿手诊的经验形成了文字，最终使三医堂小儿手诊形成了一套规范的技术操作流程，以及独立完整的理论体系。最终我还实现了三医堂五代人的愿望，将这些经验整理成书，贡献给社会，冀之能成为中医儿科医生诊疗的参考用书。

　　我在基层工作了四十多年，作为三医堂第五代传人得到了

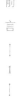

很多前辈以及各界朋友的大力支持，在此表示感谢！对中华人民共和国成立后，为保护和重建"三医堂"给予支持帮助的各级领导和朋友表示感谢！对中国中医药学会给予民间中医的扶持和帮助表示衷心的感谢！对为此书进行编辑指导的老师表示衷心的感谢！本人能力有限，书中谬误，望各位同仁不吝指教，以期进一步修订。

公方利

2022 年 1 月 19 日于蒙阴龙廷居

目　录

第一章　概述 ……………………………………… 001

第一节　三医堂小儿手诊的创立及传承 ………… 002

第二节　三医堂小儿手诊简介 …………………… 004

一、三医堂小儿手诊的指纹脉络与三关认定 ……… **004**

二、小儿指纹脉络诊与四诊之"切"的关系 ……… **006**

三、三医堂小儿手诊、指纹脉络诊和甲诊的辨证应用 … **006**

第三节　三医堂家传小儿手诊技术操作流程 …… 030

一、手形诊 ……………………………………… 031

二、指纹、脉络诊 ……………………………… 033

三、推三关观察指纹脉络状况 ………………… 036

四、甲诊 ………………………………………… 039

第二章　三医堂家传小儿手诊解析与常规应用 … 043

第一节　三医堂家传小儿手诊的特点 …………… 043

第二节　三医堂家传小儿手诊歌诀 ……………… 044

一、小儿指纹脉络歌诀 ······················· 044

二、小儿手相歌诀 ····························· 045

三、小儿掌指歌诀 ····························· 045

四、小儿甲诊歌诀 ····························· 045

五、小儿五脏证候手相与主治歌诀 ········· 045

第三节　小儿手诊的现代医学理论解读 ······· 046

第四节　五脏病证的小儿手诊表现 ············· 048

一、肺 ··· 049

二、肾 ··· 049

三、肝 ··· 050

四、心 ··· 050

五、脾 ··· 051

第三章　三医堂家传小儿手诊与中医理疗 ············· 052

第一节　根据小儿手诊选择针灸穴位 ········· 052

第二节　根据小儿手诊选择推拿穴位与手法 ··· 055

一、常用穴位及手法操作 ··················· 055

二、根据小儿手诊选择推拿手法 ············· 060

第三节　推拿代药功效与穴位图 ··············· 062

一、推拿代药操作及功效 ··················· 063

二、头面部穴图 ····························· 064

三、掌面推三关退六腑运八卦图 ············· 065

四、掌面水底捞月引水上天河图 ············· 066

五、手背面推上三关揉五指节图 ············· 067

六、虎口合谷穴位图 ························· 068

三医堂家传小儿手诊

2

七、脚各穴位图 ················· 069

八、身面用灯火图 ················· 070

九、背面肺俞各穴图 ················· 071

第四章 三医堂家传小儿手诊临床应用 ················· 072

第一节 急症 ················· 072

一、惊风 ················· 072

二、五痫 ················· 074

第二节 五脏病 ················· 075

一、心经 ················· 075

二、肝经 ················· 080

三、脾经 ················· 083

四、肺经 ················· 086

五、肾经 ················· 089

第三节 伤风 ················· 094

一、肺经不足 ················· 094

二、伤风瘟疫 ················· 095

三、风热壅盛 ················· 095

四、风热 ················· 096

五、喘风 ················· 096

六、惊风发热 ················· 097

七、风热疮疹 ················· 097

八、伤风痰盛 ················· 098

九、外感风邪 ················· 098

十、外感风寒 ················· 099

十一、伤风手足冷 ……………………………………… 099

十二、伤风自利 …………………………………………… 099

十三、伤风腹胀 …………………………………………… 100

十四、伤风下后余热 ……………………………………… 100

十五、伤风吐泻 …………………………………………… 101

十六、伤风后发搐 ………………………………………… 101

十七、卒暴中风 …………………………………………… 102

十八、急惊风变证 ………………………………………… 102

第四节　诸疳证 ……………………………………………… 103

一、肝疳 …………………………………………………… 103

二、心疳 …………………………………………………… 104

三、脾疳 …………………………………………………… 104

四、肾疳 …………………………………………………… 105

五、肺疳 …………………………………………………… 105

六、筋疳 …………………………………………………… 105

七、骨疳 …………………………………………………… 106

第五节　伤寒 ………………………………………………… 106

一、伤寒表证 ……………………………………………… 107

二、伤寒瘟疫 ……………………………………………… 107

三、伤寒中风 ……………………………………………… 108

四、伤寒温病 ……………………………………………… 108

五、暴热伤寒 ……………………………………………… 109

六、夏月伤寒 ……………………………………………… 109

七、伤寒少阴病 …………………………………………… 109

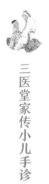

八、伤寒热病 ……………………………… 110

九、伤寒风温 ……………………………… 110

十、伤寒太阳病 …………………………… 111

十一、伤寒阴证 …………………………… 111

十二、伤寒中寒 …………………………… 111

十三、伤寒气结 …………………………… 112

十四、伤寒外热 …………………………… 112

十五、伤寒夹实 …………………………… 113

十六、伤寒夹惊 …………………………… 113

十七、肺感寒邪 …………………………… 114

十八、伤寒大汗 …………………………… 114

第六节　杂病 ……………………………… 115

一、脐风（破伤风）……………………… 115

二、胎寒（类似灰婴综合征）…………… 115

三、胎热（类似羊水污染）……………… 116

四、胎毒发丹（荨麻疹、湿疹）………… 116

五、胎惊（新生儿抽搐）………………… 117

六、胎黄（新生儿黄疸）………………… 117

七、潮热（间歇热）……………………… 118

八、壮热（弛张热）……………………… 118

九、吐乳（溢乳）………………………… 119

十、热极吐（喷射状呕吐）……………… 119

十一、寒吐（呕吐）……………………… 120

十二、霍乱吐泻（急性肠胃炎）………… 120

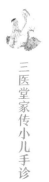

十三、泻痢（细菌性痢疾）……………………… 121

十四、冷泻（消化不良性腹泻）…………… 121

十五、热泻（病毒性腹泻）………………… 122

十六、伤食泻（食积、消化不良）………… 122

十七、夜啼（钙、维生素 D 缺乏症）…… 123

十八、砂淋（尿路结石）…………………… 123

十九、脱肛（直肠脱出）…………………… 124

二十、大便不通（便秘）…………………… 124

二十一、小肠火（小便不利）……………… 124

二十二、遗尿（尿床）……………………… 125

二十三、尿白浊（乳糜尿）………………… 125

二十四、虚羸（营养不良）………………… 126

二十五、阴肿疝气（阴肿、直疝、斜疝）… 126

二十六、烦躁 ………………………………… 127

二十七、痈毒、疮疖（毛囊炎、蜂窝织炎）… 127

二十八、瘰疬（淋巴结核）………………… 128

二十九、水痘 ………………………………… 128

三十、麻症（麻疹）………………………… 128

三十一、龟胸（鸡胸）……………………… 129

三十二、解颅、囟填、囟陷 ……………… 129

三十三、目病（眼结膜炎、毛细血管出血）… 130

三十四、耳病（外耳道感染、中耳炎）…… 130

三十五、鼻病（鼻炎）……………………… 131

三十六、口病（口腔炎）…………………… 132

三十七、舌病、重舌（舌下腺管炎）·············· 132

三十八、牙齿病 ·············· 133

三十九、咽喉（咽炎、咽喉炎）·············· 133

四十、痄腮（流行性腮腺炎）·············· 134

四十一、鹤膝风（膝关节结核）·············· 135

四十二、丹毒（皮肤溶血性链球菌感染）·············· 135

四十三、鹅口（口腔白色念珠菌感染）·············· 135

四十四、盘肠气（类似肠套叠或肠扭转）·············· 136

四十五、屁多 ·············· 136

四十六、五软（脑瘫）·············· 137

四十七、五硬（新生儿硬肿症）·············· 137

四十八、头疮（毛囊炎）·············· 137

四十九、黄水疮（脓疱疮）·············· 138

五十、吮指、异土癖（异食癖）·············· 138

五十一、心经热证（焦躁、多动症）·············· 139

五十二、呆笑（小儿精神异常）·············· 139

五十三、痛风（急性风湿热）·············· 140

五十四、斑疹、瘾疹 ·············· 140

五十五、滞颐（流口水）·············· 141

五十六、鼩鹆（扁软气管）·············· 141

五十七、肺感风邪（急性过敏性咽喉炎）·············· 141

五十八、月耳（耳后根部感染）·············· 142

五十九、丁奚哺露（佝偻病）·············· 142

六十、嗞煎嗞哇（心肌炎）·············· 142

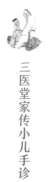

六十一、痉病（脑炎、脑损害）……………………143

六十二、石女（处女膜闭锁或小阴唇粘连）……143

六十三、龟头不出（包皮过长、包茎或包皮粘连）……144

六十四、男孩乳大（乳房发育）……………………144

六十五、女孩乳小（乳房发育不良）………………144

六十六、肾元偏盛（小儿夹腿综合征）……………145

六十七、斑秃（神经性脱发）………………………145

六十八、白癜风（黑色素细胞脱失症）……………146

六十九、脱甲、断甲（雷诺氏病）…………………146

七十、口眼㖞斜（吊线风、面瘫、面神经麻痹）……147

七十一、荠菜中毒（胆碱过量）……………………147

七十二、灰灰菜中毒（光敏反应）…………………148

七十三、曼陀罗中毒 …………………………………148

七十四、苍耳子中毒 …………………………………149

七十五、银杏果中毒 …………………………………149

七十六、蔬菜汁中毒（亚硝酸盐中毒）……………150

七十七、胃柿石 ………………………………………150

七十八、变蒸（正常生理现象）……………………151

第五章　典型病例风险预测摘要 ……… 152

病例1：颅内出血 ……………………………………152

病例2：小儿急疹 ……………………………………153

病例3：流行性脑脊髓膜炎 …………………………154

病例4：支气管异物 …………………………………155

病例5：小儿肾炎 ……………………………………155

病例 6：小儿心肌炎 ···································· 156

病例 7：胎疹 ·· 157

病例 8：天钓 ·· 158

病例 9：小儿先天性心脏病 ·························· 158

病例 10：手足口病 ·································· 159

第一章
概　述

小儿手诊又称"指纹望诊"，始见于唐代王超所著的《仙人水镜图诀》，但将小儿手诊真正发扬并完善的则是在宋元时期，它是当时望诊医学的三大突破之一（小儿指纹望诊、法医学和舌诊图），它的出现弥补了"四诊"在儿科诊断方面的不足。

《推拿抉微》言："望闻问切，固医家之不可少一者也。在大方脉则然，而小儿科，则惟以望为主，问则继，闻则次，而切则无矣。"而儿科自古被称为"哑科"，因此，医家认为儿科是诸科的难上之难，其最突出的难点就是诊断难。

宋·钱乙《小儿药证直诀》载"……小儿脉微难见……形声未正，悲啼喜笑，变态不常……小儿多未能言，言亦未足取信……脏腑柔弱，易虚易实……"。通过历代诸家对小儿科的亲身体验便能看出儿科的难度，特别是诊断难，望、闻、问、切都受到了很大限制，由于信息不够全面，因此很难得出准确的辨证结果。

根据"五行运于内，二曜明于外"（清·陈复正《幼幼集成》）的理论，古代医者发现了不同于成人的诊断方法——小儿手诊，这是前辈古人的智慧，也是小儿手诊诞生的必然性。

但由于时代所限，"幼科指纹，总无正论，且游移不定，莫可稽考"（清·陈复正《幼幼集成·指纹析义》），小儿手诊一直没有理论依据的支撑，观点各异，导致儿科诊断难的问题一直得不到解决。

第一节 三医堂小儿手诊的创立及传承

"三医堂"始创于清道光年间，因创始人公元玺将小儿手诊应用于临床诊疗，并取得了很好的疗效，所以将其作为三医堂的特色技术一直传承，故称为"三医堂小儿手诊"。

公元玺出生于富庶之家，生于嘉庆二十三年（1818），卒于宣统三年（1911）。他博览群书，学识渊博，而他的学医之由历来很有争议，但大家公认他学医并不是为了生计。公元玺行医六十多年，不求名利，诊治病家无数，备受当地百姓拥戴。由于他的小儿手诊在当时很是神奇，因此被百姓称为"妙手"。又因他能"一手知乾坤，一指定阴阳"，故在同道之中也是备受尊崇。在公元玺离世后，四方百姓为了报答他的救济、救命之恩，捐款为他修建了庙堂单独供奉。作为一名医生，在身后被大众建庙祭拜，这在古今也是屈指可数的。

公元玺的观点是"爱医才能做好医"，因此，他最终把三医堂传给了爱医的侄子公肇谭。

公肇谭（1840—1919），"三医堂小儿手诊"的第二代传人，他全面继承了三医堂的小儿手诊技术，并在中医外科方面有所发展。

由于社会动荡，公肇谭把三医堂家产器具分给了公玉祯等后人，后来其他兄弟没能再继续行医，只有公玉祯把三医堂的技术传承下来。

公玉祯（1868—1934），"三医堂小儿手诊"第三代传人。他在继承先人技术的基础上，对温病与皮肤病有所研究，并对麻风病进行了实验性治疗，取得了一定成果。后来把三医堂技术传给了公守东、公保东两位后人。

中华人民共和国成立初期，三医堂及传人进入"联营"，后公守东被调出，公保东被安排进入"联营"接管了三医堂的全部资产。

公保东（1925—2007），"三医堂小儿手诊"第四代传人。自入社起，一直在公社医院工作，直到退休。

由于各种原因，"三医堂小儿手诊"的传承和应用受到了很大制约。直到公方利作为"赤脚医生"接管了三医堂的遗存家具，并得到伯父即第四代传承人公保东的指导，才为三医堂的传承找到希望。后来公方润和公方彬经考核作为传承人也进入了三医堂。

公方利（1959— ），"三医堂小儿手诊"第五代传人。在肩负起传承三医堂的重任后，公方利专注于对"三医堂小儿手诊"技术的传承，将前人的经验全部继承后，验之于临床，并对之有所革新，最终把"三医堂小儿手诊"从实践经验上升为理论，形成了从理论、操作流程到辨证应用的一套完整技术。

当前，公方利已将"三医堂小儿手诊"传给了第六代公海国、公茂龙，希望三医堂的后人们继续努力，让家传小儿手诊永远服务国人，并不断发扬光大。（图1-1-1）

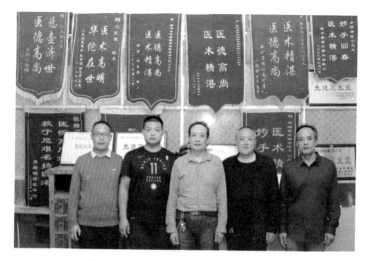

图 1-1-1　三医堂第五代、第六代传人

注：从左到右为第六代公海国、第六代公茂龙、第五代公方利、第五代公方润、第五代公方彬

第二节　三医堂小儿手诊简介

一、三医堂小儿手诊的指纹脉络与三关认定

根据三医堂历代传人多年的临床观察认为：古代前辈所论述的"指纹"及对三关的界定模糊不清。古籍中对小儿指纹脉络的描述，多为小儿指纹与寸关尺是同一脉，如清·陈复正《幼幼集成》云："按《内经》十二经络始于手太阴（即肺脉也）。其支者从腕后出次指之端，而交于手阳明（支者，即旁支也。从手腕后出食指之端，而交通荣卫于手阳明大肠之经）即此指纹是也。"

认为手太阴肺经与手阳明大肠经，二脉相交之处即是"指纹"。

从众多古籍的文字资料和插图来看，大多将指纹脉络的三关界定在食指关节两横纹之间。那么究竟是两条横纹之间都属于关，还是中间点属于关？笔者查阅了众多资料，但得到的论述却各不相同。

三医堂家传的小儿手诊在这方面却描述得很清楚。

三医堂小儿手诊中的指纹脉络是：指背静脉食指桡侧浅静脉。

三医堂家传小儿手诊的三关认定：以食指掌侧指关节三道横纹作为"关"点，依次从近心端至远心端分为风关、气关和命关。这样不仅风关、气关和命关有了明显的界限和点位，如图1-2-1所示，还消除了争议，对于记忆和观察有了可靠的标准依据。

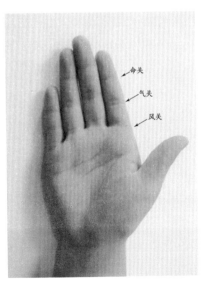

图1-2-1 三医堂家传小儿手诊指纹脉络三关

二、小儿指纹脉络诊与四诊之"切"的关系

《素问·脉要精微论》曰:"肝脉搏坚而长,色不青,当病坠若搏,因血在胁下,令人喘逆;其软而散,色泽者,当病溢饮……脾脉搏坚而长,其色黄,当病少气;其软而散,色不泽者,当病足胻肿,若水状也……帝曰:有故病五脏发动,因伤脉色,各何以知其久暴至之病乎? 岐伯曰:悉乎哉问也! 征其脉小色不夺者,新病也;征其脉不夺,其色夺者,此久病也;征其脉与五色俱夺者,此久病也;征其脉与五色俱不夺者,新病也。"

从以上论述可以看出,《黄帝内经》时期的中医脉诊不是单一的诊察脉动形式,而是包括脉的色诊。随着时代变迁,脉的色诊逐渐被淡化而遗忘,形成了现在单纯诊察脉搏跳动形式的"脉诊"。而在儿科的手诊中,指纹脉络诊则沿用了古代脉诊的色诊,逐渐淡化并放弃了诊察困难的脉动诊察,形成了现在的小儿"指纹脉络诊"。

中医脉诊是诊察寸口动脉,即以前臂内侧面桡动脉的跳动变化作为辨证依据。

小儿手诊,即指纹脉络诊,则是通过诊察小儿的指背静脉,食指桡侧浅静脉的形态及颜色变化作为辨证依据。

由此看来,中医"脉诊"和小儿"指纹脉络诊"两者属于同宗、同源,功用相同。

三、三医堂小儿手诊、指纹脉络诊和甲诊的辨证应用

三医堂小儿手诊观色辨证论治的理论源于《黄帝内经》,《素问·经络论》载"岐伯曰:心赤,肺白,肝青,脾黄,肾黑,皆

亦应其经脉之色也"。

（一）手形诊

手形诊，是根据手形的特点了解小儿的体质差异，根据异常手形判断个体先天禀赋及先天性疾病。

在生理情况下，人的手形虽因种族和家族不同而有差异，但差异并不大。正常小儿手形（图1-2-2），骨肉均衡，光滑无皱，掌指均衡，指长短有序。外形突出者视为家族个体差异，明显超出家族常规外形者视为异常。

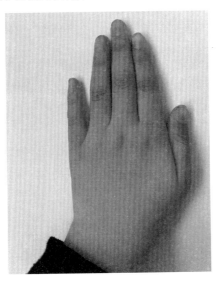

图 1-2-2　手骨肉均衡

在正常生理情况下，皮厚而糙者好动，皮薄而光滑者好静；骨少肉少者（图1-2-3）易虚寒，骨少肉多者（图1-2-4）易湿；掌大指短者（图1-2-5）阳盛，易实热；掌小指长者（图1-2-6）阴盛，易虚寒。

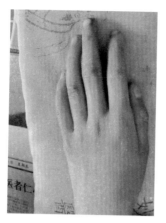
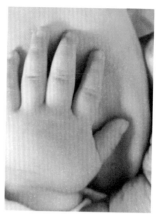

图 1-2-3　手骨少肉少　　　　图 1-2-4　手骨少肉多

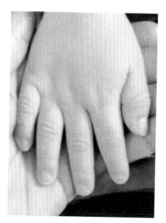
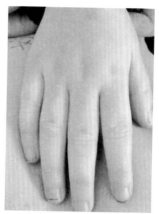

图 1-2-5　手掌大指短　　　　图 1-2-6　手掌小指长

（二）掌纹诊

　　掌纹是在胚胎时期形成的，有遗传因素，在胚胎前期如果孕妇感受热毒、风邪或湿邪侵害，或患有严重脏腑疾病，以及接触放射线、某些药物或毒性物质等，都会影响胎儿的生长发育，而对此类影响最敏感的就是皮纹。

无明显掌纹或掌纹纷乱者（图1-2-7）为母授之胎元有热毒及湿邪；掌纹华润为阳盛（图1-2-8），掌纹暗为阴盛；异形掌纹（图1-2-9）者体质多为特异体质。

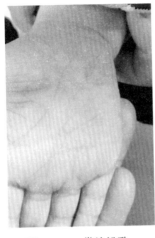

图1-2-7　掌纹纷乱

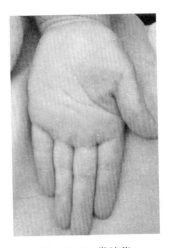

图1-2-8　掌纹华

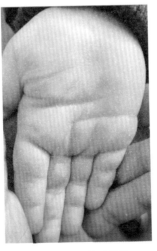

图1-2-9　异形掌纹

（三）手肤色诊

在生理情况下，小儿手的肤色差异很大。正常小儿手的皮肤润泽，色白淡红，如图1-2-10。

在病理情况下，五色超出常规者为辨证论治的依据。赤者，如图1-2-11，为心证；青者，如图1-2-12，为肝证；白者，如图1-2-13，为肺证；黄者，如图1-2-14，为脾证；黑者，如图1-2-15，为肾证。

用手的肤色辨别脏腑，判断疾病的病位，用手的色相辨六淫，判断疾病的病性，审症求因。

同一色相的手肤色，也有华暗之别，顺证者，手多华，如图1-2-16；逆证者，手多暗，如图1-2-17。主证与兼证的不同变化则会引起手肤色的相应变化。如脾经兼肺证，或脾疳，手皮肤则黄淡白如图1-2-18。皮糙者为受母热毒所伤。若脾热，或脾经兼见心证，手皮肤则黄淡紫如图1-2-19。若伤寒夹惊或心经兼肝证，手肤色则有红淡青表现如图1-2-20。若疳证变证或肺证，手皮肤则白或㿠白如图1-2-21。在心火亢盛脾土衰弱或寒证伤脾时，手肤色则红淡黄，如图1-2-22。在心病传肾，水行乘火，或水虚火旺，火侮水时手肤色则红淡黑如图1-2-23。肺气不足，肺病传心，心火亢盛伤及肺，手皮肤则有红淡白表现如图1-2-24。

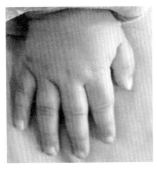

图 1-2-10　手肤色白淡红

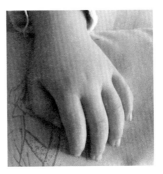

图 1-2-11　手红

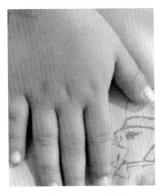

图 1-2-12　手青

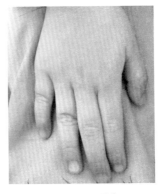

图 1-2-13　手白

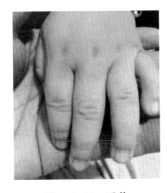

图 1-2-14　手黄

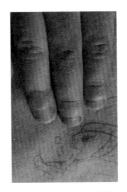

图 1-2-15　手黑

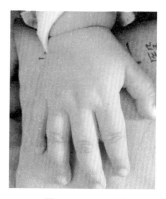

图 1-2-16　手华

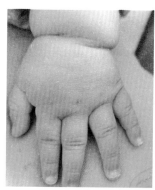

图 1-2-17　手暗

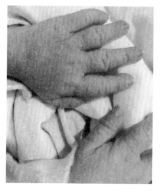

图 1-2-18　手黄淡白皮糙

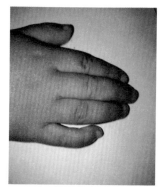

图 1-2-19　手肤色黄淡紫

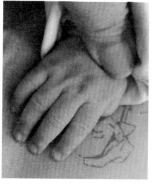

图 1-2-20　手肤色红淡青

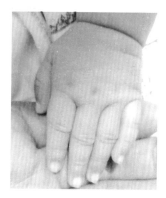

图 1-2-21　手肤色㿠白

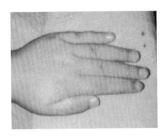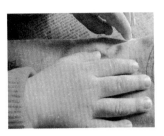

图 1-2-22　手肤色红淡黄　　　图 1-2-23　手肤色红淡黑

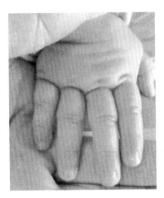

图 1-2-24　手肤色红淡白

在五脏生克关系中，五脏相生失衡：我亢盛，子或母也亢盛时手肤色多显华；我虚弱，子或母也虚弱时，手肤色则多显暗。其他状况下则无常，需因病而异，辨证论治。

如以火为例：因木生火，火生土。木为火之"母"，土为火之"子"。当心火亢盛时，如果肝木亢盛，或脾土亢盛，则手肤色显华。当心火衰弱时，如果肝木衰弱，或脾土衰弱，则手肤色显暗。

五脏相克失衡：我亢盛而克我者衰弱，形成相侮（我反克）时；我亢盛而我克者衰弱，形成相乘（我克太过）时，手肤色华。

如以火为例：当心火亢盛而肺金或肾水衰弱时，便形成火乘金，或火侮水，手肤色则华。

我衰弱而克我者亢盛，形成相乘（克我太过）时；我衰弱而我克者亢盛，形成相侮（反克我）时，手肤色暗。

如以火为例：当心火衰弱而肾水亢盛时，形成水乘火，或心火衰弱而肺金亢盛时，形成金侮火，手肤色则暗。

在相生失衡的情况下，我亢盛而子或母衰弱时，手肤色表现：我的色相浓，而子或母的色相淡。我衰弱而子或母亢盛时，手肤色则为子或母的色相浓，而我的色相淡。

如以火为例：当心火亢盛而肝木和脾土衰弱时，手肤色：心火的本色"红"为主色，肝木"青"和脾土"黄"则淡。可表述为"红淡青"和"红淡黄"。

当心火衰弱而肺金或肾水亢盛时，手肤色为心火的本色"红"则淡，肝木"青"和脾土"黄"为主色，可表述为"青淡红"和"黄淡红"。

在相克失衡的情况下，我亢盛而克我者衰弱，形成相侮（我反克）时，我亢盛而我克者衰弱，形成相乘（我克太过）时，手肤色为我的色相浓，而克我者和我克者的色相淡。

如以火为例：当心火亢盛而肺金或肾水衰弱时，手肤色为心火的本色"红"为主色，而肺金的"白"和肾水的"黑"色相则淡。可表述为"红淡白"和"红淡黑"。

我衰弱而克我者亢盛，形成相乘（克我太过）时，我衰弱而我克者亢盛，形成相侮（反克我）时，手肤色则为克我者和我克者的色相浓，而我的色相则淡，反之则为逆证。

如以火为例：当心火衰弱而肺金或肾水亢盛时，手肤色为心火的本色"红"则淡，而肺金的"白"和肾水的"黑"色相则浓，为主色相。可表述为"白淡红"和"黑淡红"。

手华者阳气充足，病在表，或邪在皮毛。手暗者阳气不足，病在里，或邪入腠理。

伤风者肤色紫，随着主证与兼证的变化，肤色会有相对应的变化，伤风所伤及的经络、脏器不同也会出现相应的肤色混合变化。

伤寒者肤色红，随着主证与兼证的变化，肤色会有相对应的变化，伤寒所伤及的经络、脏器不同也会出现相应的肤色变化混合。

疳证者肤色黄，随着主证与兼证的变化，肤色也会有相对应的变化，疳积所引起的相关脏器损伤不同也会出现相应的肤色混合变化。

惊者、痫者肤色青，但肤色会随惊、痫所引起的经络脏器损伤而变化，多脏器受累会引起肤色的多色相混合。

（四）指形诊

正常小儿指的长短有序，骨肉均衡，伸手并指，指缝不漏光。

指长者易虚，指短者易实；指粗骨结大者易实热，指细骨结小者易虚寒；小指奇短者胎秉不足，多肾气不足，发育不良或不育；拇指奇短者愚，多为先天不足或智力障碍。

（五）指纹脉络诊

正常小儿指纹脉络一般为斜形、单枝，偶有双枝，粗细因人而异，脉络色相多黄淡红，如图1-2-25。

在病理情况下，指纹脉络隐者多实，指纹脉络显者多虚，指纹脉络在风关者（图1-2-26）为病在表或邪在卫；指纹脉络在气关者（图1-2-27）为病在里或邪入营气；指纹脉络在命关者（图1-2-28）为病已入血或已侵入骨髓。

在病理情况下，通过推指纹脉络观察其恢复状况，判断疾病的病位深浅。一般情况下，指纹脉络推之易恢复者为病在表、在卫；推之恢复迟者为病在里、在营；推之两次眨眼间不恢复者为病已入血或入髓，属于危症。

三医堂家传小儿手诊

016

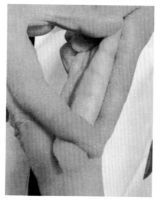

图1-2-25　指纹脉络黄淡红

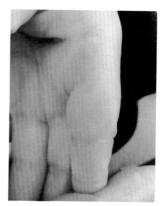

图1-2-26　指纹脉络在风关

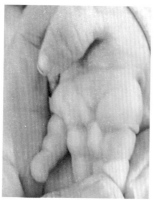

图1-2-27　指纹脉络在气关

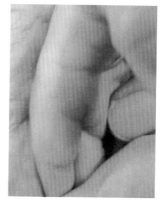

图1-2-28　指纹脉络在命关

（六）指纹脉络色相诊

用指纹脉络的色相辨别脏腑，判断疾病的病位，用指纹脉络的色相辨六淫，判断疾病的病性，审症求因。正常生理情况下，小儿指纹脉络色泽淡红，稍微偏紫。

同一色相的指纹脉络也有华暗之别，暗者提示阳气不足，如图1-2-29。华者提示阳气充足如图1-2-30。主证与兼证的不同变化则会引起指纹脉络色相的相应变化。如热证，指纹脉络多紫如图1-2-31，寒证指纹脉络则红。伤寒夹惊或心火旺盛，子病犯母，心经兼肝证，指纹脉络则红淡青如图1-2-32。指纹脉络白者为疳积，疳证变证或肺经兼见肾证，指纹脉络则会有白淡黑表现如图1-2-33。

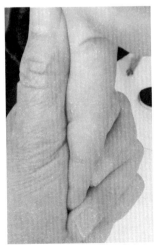

图1-2-29　指纹脉络暗

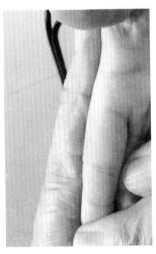

图1-2-30　指纹脉络华

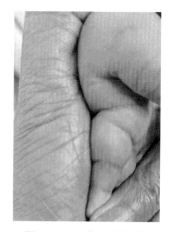

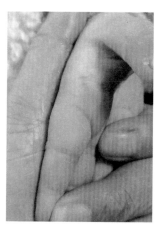

图 1-2-31　指纹脉络紫　　　　图 1-2-32　指纹脉络红淡青

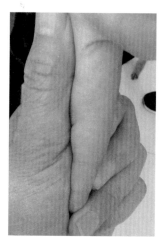

图 1-2-33　指纹脉络白淡黑

　　在五脏相生关系失衡的情况下，我亢盛而子或母衰弱时，指纹脉络的色相表现为：我的色相浓，而子或母的色相淡；我衰弱而子或母亢盛时，指纹脉络色相则为：子或母的色相浓，而我的色相淡。

　　注意：在我亢盛而子或母也亢盛时，或我衰弱而子或母也衰弱时，指纹脉络色相变化无常，需谨慎辨证。

如以火为例：因木生火，火生土。木就为火之"母"，土则为火之"子"。当心火亢盛而肝木和脾土衰弱时，指纹脉络的色相为：心火的本色"红"为主色，肝木"青"和脾土"黄"则淡，可表述为"红淡青"和"红淡黄"。

当心火衰弱而肺金或肾水亢盛时，指纹脉络的色相为：心火的本色"红"则淡，肝木"青"和脾土"黄"则为主色相，可表述为"青淡红"和"黄淡红"。

在五脏相克关系失衡的情况下，我亢盛而克我者衰弱，形成相侮（我反克）时，我亢盛而我克者衰弱，形成相乘（我克太过）时，指纹脉络的色相为：我的本色浓，而克我者和我克者的色相淡。

如以火为例：当心火亢盛而肺金或肾水衰弱时，指纹脉络的色相为：心火的本色"红"为主色，而肺金的"白"和肾水的"黑"色相则淡，可表述为"红淡白"和"红淡黑"。

我衰弱而克我者亢盛，形成相乘（克我太过）时，或我衰弱而我克者亢盛，形成相侮（反克我）时，指纹脉络的色相则为：克我者和我克者的色相浓，而我的色相则淡，反之则为逆证。

如以火为例：当心火衰弱而肺金或肾水亢盛时，指纹脉络的色相为：心火的本色"红"则淡，而肺金的"白"和肾水的"黑"色相则浓，为主色相，可表述为"白淡红"和"黑淡红"。

伤风顺证者指纹脉络色紫，逆证者无常。随着主证与兼证的变化，指纹脉络色相会有相对应的色相变化，伤风所伤及的经络脏器不同，也会出现相应的指纹脉络色相混合的表现。

伤寒顺证者指纹脉络色红，逆证者无常。随着主证与兼证的变化，指纹脉络色相会有相对应的色相变化，伤寒所伤及的经络脏器不同，也会出现相应的指纹脉络色相混合表现。

疳证顺证者指纹脉络色黄，逆证者无常。随着主证与兼证的变化，指纹脉络色相会有相对应的变化，疳积所引起的经络脏器损伤不同，也会出现相应的指纹脉络色相变化混合。

惊、痫者指纹脉络色相青，但指纹脉络色相会随惊、痫所引起的经络脏器损伤而变化，多脏器受累会引起指纹脉络的多色相混合表现。

指纹脉络色相在五脏证候中的表现和变化也是如此。

青者肝病，青淡红者肝病及心，母病及子，由于肝木传到心火，引起心火旺盛，指纹脉络色相则出现青淡红。肝失疏泄，阴阳失调，肝病及肾，子病犯母，指纹脉络则出现黑淡青。肝气疏泄太过，横溢犯及脾胃，肝病传脾，指纹脉络色相则出现青淡黄。肝病伤肺，肝气犯肺，肝气化火，木火刑金，灼伤肺阴，或邪热蕴结肝胆，上犯于肺，肺失清肃，肺络受伤，指纹脉络色相则会出现青淡白。

赤者心病，心肾不交，水虚火盛，则心火上炎，心病传肾，指纹脉络则出现红淡黑的表现。心阳不足，心血不能充养于肺，肺气就会虚弱，气血运行失调，心病传肺，指纹脉络则白淡红。心火炽盛则伤肺，指纹脉络则会出现红淡白。心血亏损则脾气虚弱，母不顾子，火不生土，指纹脉络色相则会出现黄淡红。心血不足则肝失所养，气血不通，子盗母气，则指纹脉络会出现青淡红色相。

黄者脾病，脾气不足，则气血生化无源，脾失去统摄则血运行不良，子盗母气，则心脾两虚，指纹脉络色相则会出现红淡黄。脾病犯肺，母不顾子，土不生金，脾失运化则肺失所养，指纹脉络则会出现白淡黄的色相。脾病传肾，水虚土旺，水液代谢紊乱，脾失运化，命门真火失养，土旺克水，指纹脉络则会出现黄淡黑。脾失健运，则肝气乘脾，肝失疏泄，则肝郁脾虚，指纹脉络则会显现青淡黄。

白者肺病，肺失肃降，引起水液代谢障碍，肺肾阴液虚亏，虚热内扰，母不顾子，指纹脉络则会出现黑淡白。肺气弱则心气不足，肺失宣肃则心血不足，肺病传心，指纹脉络则会显现红淡白的色相。肺气虚弱则脾气不足，子盗母气，脾肺两虚指纹脉络则会出现黄淡白的色相。肺病传肝，肺气不足则金不克木，肝不能制，指纹脉络则会显现青淡白的色相。

黑者肾病，肾气闭藏，肝失所养，水不涵木，母不顾子，则指纹脉络会显现青淡黑的色相。水盛及木，母病及子，则指纹脉络会显现黑淡青的色相。肾病传肺，肾不通则升降失调，肺失通调，水液滞留，水病及金，水虚金病，子盗母气，指纹脉络则会出现白淡黑的色相。肾病传心，水行乘火，肾气生寒，阳衰不能化水，水气上逆凌心，指纹脉络则会出现红淡黑的表现。肾病传脾，水病传土，水泛土崩，寒水内盛，土不能制则泛滥，肾阳不足则土不制水，指纹脉络则出现黄淡黑的色相。

注意事项：在临床辨证论治时，如果遇到指纹脉络主色相与兼证色相突然改变或颠倒，说明主证已经变化，兼证已经成为主证，有时可能是一种利好的迹象，但大多数是病情加重或引起多脏器损害的表现，要引起高度重视。

如以火为例，心属火，肝属木，心火亢盛，邪从子脏传与母，子病犯母，指纹脉络色相表现为"红淡青"。如果发现指纹脉络色相突然有"红淡青"转变为"青淡红"则要警惕心主证的"心火偏亢"转变为肝主证的"肝风内动"的可能。

（七）脉络浮沉诊

正常小儿指纹脉络易藏，不易暴露，有显有隐，大多为隐。

阳盛阴衰者指纹脉络多显，如图1-3-5指纹脉络显，阴盛阳衰者指纹脉络多阴，如图1-3-6指纹脉络隐。热证指纹脉络多显，寒证指纹脉络多阴，反之为逆证。

在相生失衡的情况下，我亢盛，子或母也亢盛时，指纹脉络则显，我虚弱，子或母也虚弱时，指纹脉络多隐，反之为逆证。

如以火为例：因木生火，火生土。木就为火之"母"，土则为火之"子"。当心火亢盛时，如果肝木亢盛，或脾土亢盛，指纹脉络则显。当心火衰弱时，如果肝木衰弱，或脾土衰弱，指纹脉络则多隐，反之为逆证。

在相克失衡的情况下，我亢盛而克我者衰弱，形成相侮（我反克）时；我亢盛而我克者衰弱，形成相乘（我克太过）时，指纹脉络多显，反之为逆证。

如以火为例：当心火亢盛而肺金或肾水衰弱时，便形成火乘金，或火侮水，手肤色则显。

我衰弱而克我者亢盛，形成相乘（克我太过）时；我衰弱而我克者亢盛，形成相侮（反克我）时，指纹脉络多隐，反之则为逆证。

如以火为例：当心火衰弱而肾水亢盛时，形成水乘火，或心火衰弱而肺金亢盛时，形成金侮火，指纹脉络多隐。

伤风症指纹脉络多显，伤寒症指纹脉络多隐。疳证指纹脉络多隐。惊风、癫痫指纹脉络多显。

（八）推三关诊

指纹脉络在推三关时的表现最为重要。热证指纹脉络多推之易复，寒证指纹脉络多推之复迟。

阳盛阴衰者指纹脉络推之易复，阴盛阳衰者指纹脉络推之复迟或稍迟。

顺证者指纹脉络多推之易复，逆证者指纹脉络多推之复迟。

在相生失衡的情况下，我亢盛，子或母也亢盛时指纹脉络多推之易复；我虚弱，子或母也虚弱时，指纹脉络多推之复迟。

如以火为例：因木生火，火生土。木就为火之"母"，土则为火之"子"。当心火亢盛时，如果肝木亢盛，或脾土亢盛，则指纹脉络多推之易复，当心火衰弱时，如果肝木衰弱，或脾土衰弱，指纹脉络多推之复迟。

在相克失衡的情况下，我亢盛而克我者衰弱，形成相侮（我反克）时；我亢盛而我克者衰弱，形成相乘（我克太过）时，指纹脉络皆推之易复。

如以火为例：当心火亢盛而肺金或肾水衰弱时，便形成火乘金，或火侮水，指纹脉络则推之易复。

我衰弱而克我者亢盛，形成相乘（克我太过）时；我衰弱而我克者亢盛，形成相侮（反克我）时，指纹脉络多推之复迟。

如以火为例：当心火衰弱而肾水亢盛时，形成水乘火，或心火衰弱而肺金亢盛时，形成金侮火，指纹脉络多推之复迟。

伤风症指纹脉络推之复复，伤寒症指纹脉络推之易复，反之为逆证。疳证指纹脉络推之易复，反之为逆证。惊风、癫痫指纹脉络推之易复，反之为逆证。

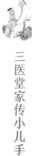
（九）甲形诊

正常小儿甲圆润，厚薄均匀，有明显反光，无横竖纹，如图1-2-34甲红淡白无月牙。婴幼儿甲薄，边缘欠圆润，色白或红淡白或稍紫。

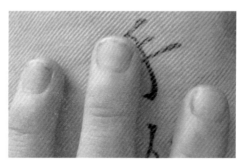

图1-2-34　甲红淡白无月牙

用甲形辨病性、甄别体质、脏腑盛衰，及病程。甲薄者多阳气偏虚，脾胃功能弱，甲厚而坚实者阳气充足，甲有竖纹者多有肝胆疾病。甲厚者多实，易实热，甲薄者多虚，易虚寒。有光无纹和阴阳，有纹无光必多恙，竖纹肝胆伤，横纹脾肝亡。

（十）甲色诊

甲色诊，包括甲诊和揩甲诊，最重要的是揩甲诊。在病理状况下，用甲色辨寒热、虚实和病性；通过揩甲观察甲色的恢复速度以辨别病位。

小儿常规甲色红淡白，有明显光泽，一般无月牙，如图1-2-34。热证则甲多紫，脾胃虚寒甲月牙多毛糙，如图1-2-35。水虚火旺，火侮水则甲红淡黑如图1-2-36。肺证则甲色白，如图1-2-37。脾病犯肺，则甲黄淡白，如图1-2-38。

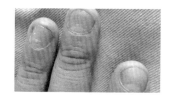 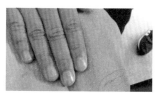

图 1-2-35 甲紫月牙毛糙　　　图 1-2-36 甲红淡黑

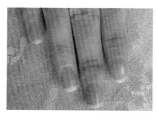 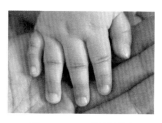

图 1-2-37 甲白无月牙　　　图 1-2-38 甲黄淡白

甲红润者是小恙，如为青紫，多为先天性心脏病或重症脑炎、肝病或肾病综合征。甲色与手肤色及指纹脉络色相变化基本对应，其余变化从略。

阳盛阴虚者甲掐之在眨眼瞬间恢复，称为"恢复迅速"；阴盛阳虚者甲掐之则如云雾飞过称之"恢复稍迟"或迟。顺证者甲掐之多恢复迅速，逆证者甲掐之多恢复稍迟。

在相生失衡的情况下，我亢盛，而子或母也亢盛时，甲掐之多恢复迅速；我虚弱，子或母也虚弱时，甲掐之多恢复稍迟。

如以火为例：因木生火，火生土。木为火之"母"，土则为火之"子"。当心火亢盛时，如果肝木亢盛，或脾土亢盛，则甲掐之恢复迅速，当心火衰弱时，如果肝木衰弱，或脾土衰弱，甲掐之则恢复稍迟。

在相克失衡的情况下，我亢盛而克我者衰弱，形成相侮（我反克）时；我亢盛而我克者衰弱，形成相乘（我克太过）时，甲掐之回复多迅速，反之为逆证。

三医堂家传小儿手诊

026

如以火为例：当心火亢盛而肺金或肾水衰弱时，便形成火乘金，或火侮水，甲掐之回复多迅速。

我衰弱而克我者亢盛，形成相乘（克我太过）时；我衰弱而我克者亢盛，形成相侮（反克我）时，甲掐之则恢复稍迟，反之则为逆证。

如以火为例：当心火衰弱而肾水亢盛时，形成水乘火，或心火衰弱而肺金亢盛时，形成金侮火，甲掐之多恢复稍迟。

伤风症甲掐之恢复迅速，伤寒症甲掐之恢复迅速，反之为逆证。疳证甲掐之恢复迅速，反之为逆证。惊风、癫痫甲掐之恢复迅速，反之为逆证。

（十一）甲月牙诊

甲月牙诊，是通过观察甲月牙大小来判断小儿的身体代谢和生长状况，以及推测病程长短。

正常小儿，甲有月牙者少，常规甲月牙在甲根部五分之一处，月牙界限清晰分明，色淡白光滑，如图1-2-39。

月牙大者生长快，但多肺气不足，或肝脾虚。月牙小者生长代谢缓慢，无月牙者身体处在生长静止期。甲薄，月牙毛糙者为阳虚，如图1-2-40；甲厚，月牙界限清晰者为气血旺盛。月牙偏大而界限毛糙者诸疾恢复均迟，无月牙者疳积则愈迟。

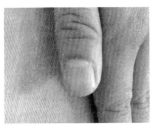
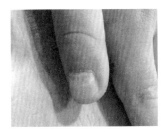

图1-2-39　常规月牙　　　图1-2-40　月牙毛糙

（十二）甲横纹与断甲诊

通过观察甲横纹可以了解患儿的既往病史。通过观察甲横纹的宽度可判断病程。甲横纹的宽度（毫米）除以指甲的生长速度（每天 0.1 毫米）等于受损害天数。甲横纹的离心最远端到甲根部的距离（毫米）除以 0.1 等于发病到测量时的天数，具体公式如下：

甲横纹的宽度（毫米）÷0.1＝病程天数

甲横纹离心最远端到甲根部的距离（毫米）÷0.1
＝发病至测量时的天数

正常小儿甲无横纹和竖纹。

患儿指甲如有光无纹和阴阳，有纹无光必多恙，横纹脾肝伤。如甲有横纹者提示近期有较重的五脏功能损害。重度横纹会造成断甲，如图 1-2-41，提示近期有较长时间的重度五脏功能损害，或大量使用过清热解毒或抗病毒药物，时间推测与横纹相同。甲有白斑点者提示肺气不足，肝脾虚弱，如图 1-2-42 所示。长期的肝胆疾病则引起甲竖纹，如图 1-2-43，竖纹肝胆伤。

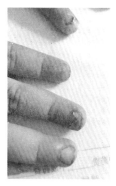
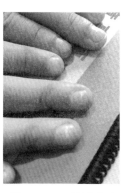
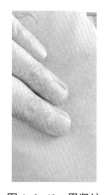

图 1-2-41　断甲　　　图 1-2-42　甲有白斑　　图 1-2-43　甲竖纹

（十三）手、甲、指纹脉络的基本色相与华（欲）暗（不欲）

《素问·脉要精微论》曰："夫精明五色者，气之华也。赤欲如白裹朱，不欲如赭；白欲如鹅羽，不欲如盐；青欲如苍璧之泽，不欲如蓝；黄欲如罗裹雄黄，不欲如黄土；黑欲如重漆色，不欲如地苍。五色精微象见矣，其寿不久也。"（表1-2-1）

表1-2-1　五脏与五色关系

五脏	肝	心	脾	肺	肾
五色	青	赤	黄	白	黑

在儿科"欲"即"华"代表的是气血旺盛，正气充足。"不欲"即为"暗"则为气血两亏，正气不足。因此手诊的每一种色相又有"华""暗"之分，欲为华，不欲为暗。

在临床应用中，用手诊的华与暗辨气血盛衰及病性和病程长短。手、甲和指纹脉络华者，提示阳气旺盛；手、甲和指纹脉络皆暗者，提示阳气不足。

在相生失衡的情况下，我亢盛而子或母衰弱时则手、甲和指纹脉络多华，我衰弱而子或母衰弱时则手、甲和指纹脉络多暗。

在相克失衡的情况下，我亢盛而克我者衰弱，形成相侮（我反克）时，我亢盛而我克者衰弱，形成相乘（我克太过）时，手、甲和指纹脉络多华。

我衰弱而克我者亢盛，形成相乘（克我太过）时，我衰弱而我克者亢盛，形成相侮（反克我）时，手、甲和指纹脉络多暗。

伤风症、伤寒症，手、甲和指纹皆华，反之为逆证；惊风、癫痫，手、甲和指纹脉络多华，反之为逆证；疳证手、甲和指纹脉络多华，反之为逆证。

（十四）推三关与掐甲诊的观察总结

三医堂家传小儿手诊中最重要的是推三关与掐甲诊，但在指纹脉络和甲色的复原状况观察时比较繁琐，现总结如下。

1. 指纹脉络和甲色的复原状况与五脏相生相克的关系

五脏与五行的关系见表1-2-2。五脏之间存在相生（图1-2-44）与相克（图1-2-45）的关系。

表 1-2-2　五脏与五行关系

五脏	肝	心	脾	肺	肾
五行	木	火	土	金	水

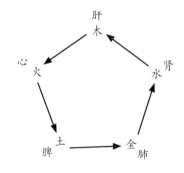

图 1-2-44　五脏相生关系　　　　图 1-2-45　五脏相克关系

在相克失衡的情况下，母行过亢而子行过亢时，甲掐之恢复迅速，指纹脉络推之易复，反之为逆证。母行虚弱而子行虚弱时，甲掐之恢复稍迟，指纹脉络推之复迟。

在相克失衡的情况下，我克：我反克（相侮）和我过克（相乘），甲掐之多恢复迅速，指纹脉络推之多易复，反之为逆证。

克我：我被克（相乘）和反克我（相侮），甲掐之多恢复稍迟，指纹脉络推之多复迟，为逆证，反之为顺证。

2. 指纹脉络和甲色复原状况与阴阳平衡的关系

阴阳平衡者如图 1-2-46 所示。

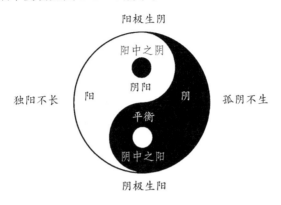

阳极生阴

阳中之阴

独阳不长   阳   阴阳   阴   孤阴不生

平衡

阴中之阳

阴极生阳

图 1-2-46　阴阳平衡图

阳盛、阴虚者：甲掐之恢复迅速，指纹脉络推之易复者为顺证，反之为逆证。

阳虚、阴盛者：甲掐之恢复稍迟，指纹脉络推之复迟者多逆证，反之为顺证。

第三节　三医堂家传小儿手诊技术操作流程

根据中医理论和古典医籍的论述，通常要求手诊时根据性别观察不同的手，如男孩注重左手，女孩注重右手。虽然从理论上讲有区别，但在实际观察时差别并不易被发现，只有在长期的临床实践中通过一定数量的病例才能发现确有细微差别。所以三医堂家传小儿手诊在临床诊断观察时应按照男注重左手，女注重右手的方法进行辨证。

一、手形诊

第一步为手形诊。

在向光环境中，医生与患儿坐同一水平，医生伸出左手将患儿左手掌放在手心（对掌）如图 1-3-1 所示；在看掌纹和观察患儿右手时，可握住手背侧。医生伸直手指，使其与患儿手指平行，以使患儿手指伸直，左手固定患儿的手，右手理直患儿手指，进入诊断流程。对不能配合的患儿可以强行将其手按在脉枕上诊察。图 1-3-1 所示为常规手形，掌指均衡骨肉均衡。

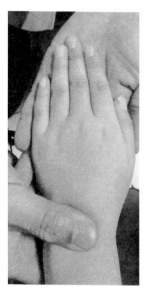

图 1-3-1　手形诊察法

（一）辨肤色

通过肤色辨脏腑，辨别疾病的病性、病位。

正常肤色为白淡红（图 1-3-2）。如肤色华者，为气血旺盛，肤色暗者，为正气不足。紫易热，红易寒，白黄易疳，青易惊；青属肝，红属心，黄属脾，白属肺，黑属肾。

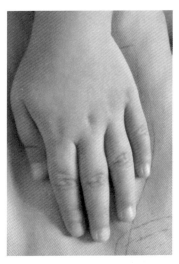

图 1-3-2　常规肤色白淡红

（二）看手形、掌形

以手形、掌形辨胎禀（先天发育状况）。掌大指短者多阳盛，主易热；掌小指长者多阴虚，主易寒；掌指均衡者先天禀赋良好。

（三）观指形

以指形辨禀受，判断先天发育状况，诊察方法如图 1-3-3 所示。

手指骨多肉少者易虚寒；骨少肉多者易湿热；骨肉均衡者先天禀赋良好。五指粗短者多易实，五指修长者多易虚，小指奇短者，胎禀不足（先天禀赋不足，先天性疾病风险大）；拇指奇短者愚，父母禀受不足（智障者多见）。

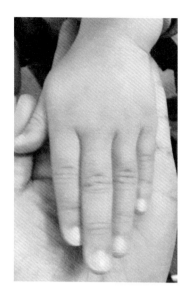

图 1-3-3　指形诊察法

（四）看掌纹

医者用左手握住患儿右手手背侧，或用右手握住患儿左手手背侧，用食指与拇指固定患儿手腕处，其余三指固定患儿手指，用右手或左手理直患儿手指观察。

二、指纹、脉络诊

第二步为观察指纹、脉络，以进行诊断。

在光线良好的环境下，晚上可以在日光灯下观察。

观察患儿右手时，医者用左手握住患儿手背侧，医者伸直左手食指，紧贴患儿食指手背侧，与患儿右手食指平行，以使患儿食指伸直，如后文图 1-3-8 所示。诊断患儿左手时，握住患儿左手掌侧，医者伸直左手食指，贴近患儿食指掌侧，用左手拇指与其他三指固定患儿四指末梢，同时医者用右手食指顶住患儿拇指，使其拇指与食指垂直，进行指纹脉络现状的诊察。

　　对于不配合的患儿可以使用简捷手法：医者用左手握住患儿右手手背侧或左手掌侧，用四指与手掌固定患儿四指，伸直拇指与患儿食指平行，以使患儿食指伸直，同时用手掌与食指固定患儿手，使其不能活动，让患儿食指暴露，用右手食指顶住患儿拇指，使其与食指垂直，观察指纹脉络现状，如后文图1-3-9所示。

（一）观指纹脉络

　　用指纹脉络的变化辨八纲所属，判断疾病的病位及病性。

　　清·陈复正《幼幼集成》曰："初起风关证未央，气关纹现急须防。乍临命位诚危急，射甲通关病势彰。"

　　常规小儿指纹脉络，如图1-3-4所示。

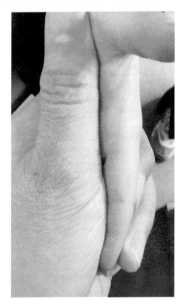

图1-3-4　常规指纹脉络

在病理状况下，指纹脉络华者为气血旺盛，暗者为气血两亏。指纹在风关者为轻症、表证、卫分证或气分证，如图1-2-26所示；指纹在气关者为重症、里证或营血证，如图1-2-27所示；指纹在命关者多为危重症，属于证入血分，或已入骨髓，大危，如图1-2-28。

需要注意的是：指纹脉络和成人脉搏一样，先天因素和个体差异很大，在利用指纹脉络辨证时要排除先天因素的影响，只有在病理状况下才能显示辨证价值。

（二）观指纹脉络沉浮

用脉络的浮沉辨病位，辨别阴、阳、表、里。指纹脉络显者属于阳，属表，如图1-3-5。指纹脉络隐者属于阴，属里，如图1-3-6。

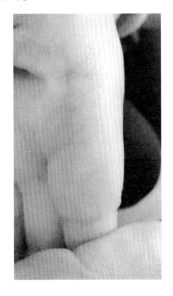 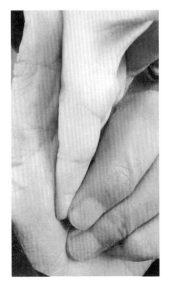

图1-3-5　指纹脉络显　　　　图1-3-6　指纹脉络隐

（三）观指纹脉络色相

指纹脉络色相繁杂，特别是复合色相。观察必须在光线良好的环境中进行，并且要细致、多次观察对比。常规指纹脉络色相红淡黄，如图 1-3-7 所示。

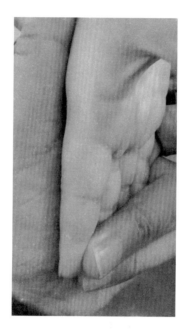

图 1-3-7　常规指纹脉络色相红淡黄

三、推三关观察指纹脉络状况

第三步为推三关，三关分别为风关、气关和命关。

（一）推三关

观察患儿右手时，医者用左手握住患儿手背侧，医者伸直左手食指，紧贴患儿食指手背侧，与患儿右手食指平行，以使患儿食指伸直。观察患儿左手时，医者握住患儿掌侧，伸直左手食指，贴近患儿食指掌侧，用左手拇指与其他三指固定患儿四指末梢。同时医者用右手食指顶住患儿拇指，使其拇指与食指垂直，进行下一步。

　　然后医者用右拇指从患儿食指内侧命关、气关至风关轻推三次，观察患儿指纹脉络的恢复变化状况，如图1-3-8所示。

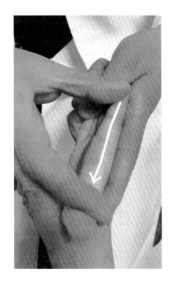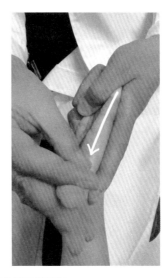

图1-3-8　标准推三关手法

　　对于不配合的患儿可以使用简捷手法：医者用左手握住患儿右手手背侧或患儿左手掌侧，用四指固定患儿四指，拇指伸直与患儿食指平行，以使患儿食指伸直，同时用手掌与四指固定患儿手，使其不能动，让患儿食指暴露，用右手食指顶住患儿拇指，使其与食指垂直。医者用右拇指在患儿指纹脉络处依次从命关、气关至风关连续推三次，观察指纹脉络恢复状况如图1-3-9所示。

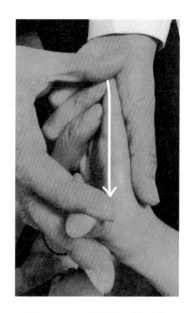

图1-3-9　简捷推三关手法

（二）观指纹脉络状况

在连续推指纹脉络时，注意观察每一次推过之后指纹脉络的复原速度变化。在病理状况下，指纹脉络复原迅速者为易复，属于阳盛、阴虚。指纹脉络复原缓慢者为复迟，为阴盛、阳虚。易复者证在表，复迟者证在里，两次眨眼不复者为阳气耗竭大危或预后不良。

另外，在病理状况下，男左女右虎口三节，纹色紫为热，红伤寒，青惊风，白疳证，黄淡红色乃小恙，黑色则为危症。

指纹脉络见下节风关为轻，中节气关为重，上节命关为尤重，直透三关至甲者为大危。

四、甲诊

第四步为观察指甲，通过掐甲及观察甲形、甲色来达到诊断目的。

（一）掐甲诊

医者用右手将患儿左手掌对掌按于医者左手心处，医者用左手固定患儿左手，用右手理直患儿手指，使患儿手紧贴医者左手掌侧，观察患儿甲形、甲色。

医者右手食指屈 90°，放于患儿掌侧中指下，用拇指指甲在患儿中指或拇指甲中心慢掐按、快速松开，观察患儿甲的颜色恢复速度与状况，以判断疾病的风险程度，如图 1-3-10 所示。成人也可用掐甲诊判断疾病的转归。

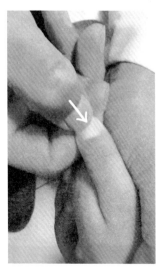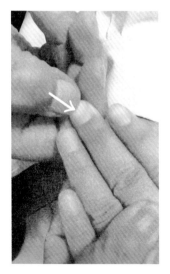

图 1-3-10　标准掐甲手法

对于个别不配合的患儿可以采取简捷手法：医者用左手将患儿手掌侧按在脉枕或桌边上固定，使其不能动，用右手拇指指甲掐按患儿中指或拇指指甲中心，慢掐快放，观察甲色恢复状况。甲色恢复迅速者为阳盛、阴虚，甲色恢复稍迟者为阴盛、阳虚，甲色恢复迟者危或预后不良，如图 1–3–11 所示。

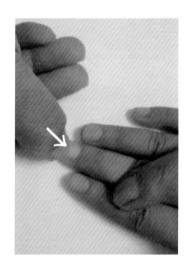

图 1–3–11　简捷掐甲手法

（二）甲形诊

甲形是指甲的表面状况。如甲薄，甲厚，有横竖纹，断甲，月牙毛躁，有白斑等。

（三）甲色诊

甲色是指甲的色相，如甲淡红，甲白，甲紫，甲淡黄等。患儿甲色华者为气血旺盛，如图 1–3–12 所示，甲色暗者为气血两虚。

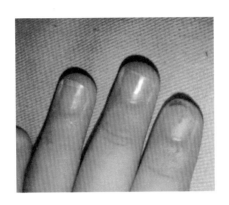

图 1-3-12　常规甲色

（四）甲月牙诊

甲月牙又叫甲半月。用常规月牙洞察身体发育情况，甲月牙超出常规者为异常，用异常月牙辨证论治。月牙界限清晰者为气血旺盛，如图 1-3-13 所示。

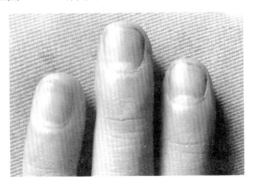

图 1-3-13　常规月牙

（五）甲横纹与断甲诊

断甲是重度横纹造成的，甲从月牙边缘或从月牙根部断裂。断甲者则为肝、肾、脾严重损伤，并且时间很长，如图 1-3-14 所示。

三医堂家传小儿手诊

042

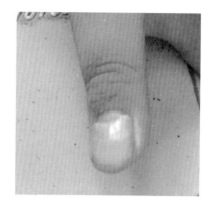

图 1-3-14　断甲

第二章

三医堂家传小儿手诊解析与常规应用

第一节　三医堂家传小儿手诊的特点

从前文所述可以看出：三医堂家传小儿手诊和四诊的切脉是同宗、同源、同功，并且应用于辨证论治的信息量超过"切脉"。其最主要的特点是在疾病转归及风险预测方面，特别是在急、重、危症的转归预测方面有独到之处，如可以迅速了解患儿疾病的病性和病位，可以预测小儿疾病的风险程度、治疗难度、转归路径和病因病机，可以迅速了解小儿疾病的既往史与先天禀赋。

三医堂家传小儿手诊是在中医"小儿指纹望诊"的基础上，通过五脏、五行、五色的对应关系，秉承"不拘成法""不泥古方"的原则，经过五代人近两个世纪的实践验证，去其糟粕，取其精华，综合更新形成的。从三医堂家传小儿手诊的技术操作流程可以看出：在实用性和易操作性方面优于"万氏三关脉纹变见"（《万氏家传幼科发挥》明·万全）与《全幼心鉴》（明·寇平）以及《幼科释谜》（清·沈金鳌）中描述的十三种脉纹。在技术上基本沿用了元代滑伯仁所描述的技法，并增加了"手形诊""手肤色诊""掌纹诊"和"甲诊",在科学性方面,包括"症状"与"证候"的印证上,优于滑伯仁的小儿指纹望诊法。

三医堂家传小儿手诊在近代与西医理论互补,在保持中医传统理论不被打破的情况下,用现代科学解读,这在中医理论体系中是一个创新,这样既能让中医与时俱进,也更容易被年轻一代接受。

三医堂家传小儿手诊独特之处在于:跳出了历代儿科诊法的烦琐,但又不失传统,实现了即传统又科学;虽然只是"四诊"之一,但却能"一手知乾坤,一指定阴阳",这也正是中医"望而知之谓之神"的体现。

三医堂家传小儿手诊,不仅有现代实用技术的框架结构,如理论基础、标准的技术操作流程、辨证论治标准,而且传承了中医传统理论,是在传统中医理论基础上的发挥。因此要真正掌握三医堂家传小儿手诊技术,要使用中医思维模式,首先要掌握中医理论,其次掌握技术操作流程,最终还要靠医者的悟性和实践经验才能准确应用于辨证论治。

第二节　三医堂家传小儿手诊歌诀

一、小儿指纹脉络歌诀

幼儿虎口看三关,紫热红寒白为疳。

青脉一出惊风现,若见黑色病危难。

黄淡红色是小恙，另看色出在哪关。

风轻气重命关险，直透三关阎罗见。

二、小儿手相歌诀

手华气血旺，手暗正气伤。

手紫热致病，手红是寒恙。

手白易疳积，手黄脾不祥。

手青见惊吓，手黑肾不良。

三、小儿掌指歌诀

掌大指短阳气盛，多动多言脾气横。

掌小指长阴气高，少言少动脾气小。

拇指奇短愚昧多，小指奇短子嗣少。

四、小儿甲诊歌诀

有光无纹和阴阳，有纹无光必多恙。

竖纹出现伤肝胆，横纹出现脾肝伤。

五、小儿五脏证候手相与主治歌诀

心阳不足指纹隐，烦躁神靡用人参。

心阴不足指纹显，口干盗汗茯苓管。

心阳亢盛指纹充，面红犀角黄连中。

心阴火旺纹淡长，稀便阿胶莲子黄。

肝阳上亢纹紫饱，目赤口干地黄找。

肝阳虚寒纹不张，咽干腹胀桂茯汤。

肝阴虚热指纹显，手足无所一贯煎。

脾胃湿热手有疹，甲紫纹隐鸡内金。

脾胃虚寒纹隐淡，甲白虚赢参苓散。

脾胃阳虚手欠润，二便不常食不振，

纹淡甲白饮食少，呕吐要把建中找。

阳虚阴盛肺甲白，纹隐色红喘憋随，

怕风多汗鼻咽塞，人参蛤蚧合五味。

肺阴虚寒皮肤萎，甲淡纹隐色红白，

潮热面赤咳嗽重，手热桔梗和麦冬。

肾阳虚寒皮肤黑，阴盛甲白指纹隐，

色暗怕冷烦躁小，自汗枸杞和鹿角。

肾阴虚寒皮肤黑，甲红纹隐色暗随，

神萎盗汗龟龙全，怕热六味地黄丸。

肾热手灰暗，甲黑纹紫显，

多饮手身热，汗多牡蛎全。

肺热甲紫红，纹盈热咳中，

麻杏石甘到，身热黄芩兴。

第三节　小儿手诊的现代医学理论解读

　　虽然小儿手诊的使用盛时已过，但它的实用价值并没有降低。特别是三医堂家传小儿手诊，在疾病转归预测方面的突出特点，是中、西医诊断学都缺乏的；在近代它的科学性和实用性也逐渐明了。

从现代医学理论来看，小儿除血脑屏障、内分泌功能尚不完善之外，各系统及血管、组织的结构也与成人有很大差异。特别是婴幼儿的毛细血管比任何年龄时期都粗得多，而皮肤比任何年龄时期都薄而且光滑，加之毛细血管对身体的生理及病理变化有较高的敏感性，所以通过毛细血管及皮肤等的变化观察小儿身体的内在变化，要比其他任何年龄段都准确得多，这也是小儿手诊具有很高可靠性的原因所在。

小儿指纹脉络充盈度的变化，与动脉血压、静脉血压密切相关，而动脉压与静脉压的变化则与微循环的毛细血管"管襻"（因结构似车襻而得名，将患儿甲上涂油在电镜下可以观察到）的开启和闭合时间关系密切。微循环的毛细血管对各种神经递质、内分泌物质，以及毒性物质和代谢产物等，特别是对血管有舒张和收缩作用的物质，有高度敏感性，因此机体各系统的内在变化可以在指纹脉络上表现出来，如小儿受到惊吓时体内的肾上腺素分泌增多，肾上腺素的增高则会引起一系列的病理变化，血压升高，会引起指纹脉络推之复速；微循环毛细血管网收缩，则甲掐之恢复稍迟等。先天性心脏病、心力衰竭、重症肺炎、重症脑炎、血压过低等危重症患儿，微循环毛细血管管襻的开启和闭合时间都会大幅延长，因此大多数患儿可见指纹脉络向命关伸延，甲掐之则大多恢复稍迟或迟，这和掐甲诊以及"风轻、气重、命关险"是相吻合的。

小儿指纹脉络的色相与血中的含氧量和二氧化碳饱和度有密切关系。另外，血液浓度、酸碱度、血液中各种代谢产物的摩尔浓度和微循环的微小变化，都能很明显地改变指纹脉络的色相。

各种疾病在机体的内部都可引起相应变化，特别是血液中化学成分的变化，都能影响指纹脉络的色相。不同疾病又可引起相应的色变，如重症肺炎、心力衰竭、抽风、缺氧等，指纹脉络多青紫；贫血、营养不良、佝偻病等，指纹脉络则淡黄或淡白。

至于"五脏与五色"的关系，为什么肺病指纹脉络白，肾病指纹脉络黑，肝病指纹脉络青，心病指纹脉络红，脾病指纹脉络黄，这些在循证医学的理论下也是可以完全解读的。如肝胆疾病患者，其体内的代谢物质积聚，不能及时分解和排泄，特别是血清碱性磷酸酶（AKP）和谷氨酰转肽酶（GGT）的增高，胆汁排泄不良或胆红素增高、胆红素转换不良者，身体所有显露的部位都会有特别明显的灰黄、黄淡黑或黄淡青色变。血液化学成分比例失调、内分泌激素失调等也会导致人的体液变黑、变青，其中最明显的就是人体的外观颜色变化，面部、皮肤、甲和指纹首当其冲，这也充分证明中医理论体系的博大精深。

第四节　五脏病证的小儿手诊表现

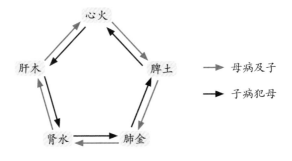

图 2-5-1　五脏母子关系

一、肺

肺属金，手太阴经。五色所主：白。肺丰皮毛，开窍于鼻，与大肠相表里，肺为肾之母，脾之子。

本经表证：手华，肤色淡白。甲华，色淡白，掐之恢复迅速。指纹脉络隐，纹华，纹色淡白，推之易复。

肺病及肾：母病及子。手暗，肤色白淡黑。甲暗，色白淡黑，掐之恢复稍迟。指纹脉络显，纹暗，纹色白淡黑，推之复迟。（图 2-5-1）

肺病及脾：子病犯母。手暗，肤色白淡黄。甲暗，色白淡黄，掐之恢复迅速。指纹脉络隐，纹暗，纹色白淡黄，推之易复。肺脾两虚时，甲则掐之恢复稍迟，指纹脉络推之复迟。

二、肾

肾属水，足少阴经。五色所主：黑。肾主骨，开窍于耳，与膀胱相表里，肾为肝之母，肺之子。

本经表证：手华，肤色淡灰。甲华，色淡黑，掐之恢复迅速。指纹脉络隐，纹华，纹色淡黑，推之易复。

肾病及肺：子病犯母。手暗，肤色黑淡白。甲暗，色黑淡白，掐之恢复迅速。指纹脉络显，纹暗，纹色黑淡白，推之易复。甲掐之恢复稍迟，指纹脉络推之复迟者为逆证。

肾病及肝：母病及子。手暗，肤色黑淡青。甲暗，色黑淡青，掐之恢复稍迟。指纹脉络显，纹暗，纹色黑淡青，推之复迟。

三、肝

肝属木，足厥阴经。五色所主：青。肝主筋，开窍于目，与胆相表里，肝为心之母，肾之子。

本经表证：手华，肤色淡青。甲华，色淡青，掐之恢复迅速。指纹脉络显，纹华，纹色淡青，推之易复。

肝病及心：母病及子。手暗，肤色青淡红。甲暗，色青淡红，掐之恢复稍迟。指纹脉络显，纹暗，纹色青淡红，推之复迟。

肝病及肾：子病犯母。手暗，肤色青灰。甲暗，色青淡黑，掐之恢复稍迟。指纹脉络显，纹暗，纹色青淡黑，推之复迟。轻症、顺证者甲掐之恢复迅速，指纹脉络推之易复。

四、心

心属火，手少阴经。五色所主：赤。心主神明，开窍于舌，与小肠相表里，心为脾之母，肝之子。

本经表证：手华，肤色红。甲华，色红，掐之恢复迅速。指纹脉络隐，纹华，纹色淡红，推之易复。

心病及肝：子病犯母。手暗，肤色红淡青。甲暗，色暗青，掐之恢复迅速。指纹脉络显，纹暗，纹色红淡青，推之易复。逆证者甲掐之恢复稍迟，指纹脉络推之复迟。

心病及脾：母病及子。手暗，肤色暗黄。甲暗，色红淡黄，掐之恢复稍迟。指纹脉络隐，纹暗，纹色红淡黄，推之复迟。

五、脾

脾属土，足太阴经。五色所主：黄。脾主唇，开窍与口，与胃相表里，脾为肺之母，心之子。

本经表证：手华，肤色淡黄。甲华，色淡黄，掐之恢复迅速。指纹脉络隐，纹华，纹色淡黄，推之易复。

脾病及肺：母病及子。手暗，肤色黄淡白。甲暗，色淡黄，掐之恢复稍迟。指纹脉络隐，纹暗，纹色黄淡白，推之复迟。

脾病犯心：子病犯母。手暗，皮肤黄淡红。甲暗，色黄淡红，掐之恢复迅速。指纹脉络隐，纹暗，纹色黄淡红，推之易复。逆证者甲掐之恢复稍迟，指纹脉络推之复迟。

第三章

三医堂家传小儿手诊与中医理疗

中医理疗是以中医理论为基础，经络理论为指导的外治法，本章重点讲述小儿手诊在针灸、推拿、按摩治疗过程中的应用。

传统诊疗是根据症状选择推拿方法与穴位。而本章则是在遵循传统辨证方法的基础上增加了小儿手诊信息，在准确判断疾病的病性和转归之后再选择相应的理疗方法与穴位。

第一节　根据小儿手诊选择针灸穴位

以下经穴仅是临床常用经穴举例，仅供参考。临证时请按照病情需要根据手诊信息及辨证灵活选择使用。

手诊信息：手、甲、指纹脉络皆暗，色相紫、青、黑者，指纹脉络过气关，或透三关者，可以选用以下穴位。

症候：发热、休克、昏迷、癫狂、精神异常。

选穴：

①督脉：百会、人中、中枢、神庭。

②手厥阴心包经：天池、天泉、曲池、内关、劳宫、中冲。

③足少阳胆经：下关、风池、天冲、肩井、环跳、阳陵泉。

④经外奇穴：十宣、印堂、四神聪。

针刺操作：对甲掐之恢复稍迟或迟，指纹脉络推之复迟者，实者可留针补泻，虚者不可留针，不可补泻。

手诊信息：如手、甲、指纹脉络皆白，红、紫、黑者，指纹脉络推之易复者，甲掐之恢复迅速者，可以选用以下穴位。

症候：气喘、胸闷、痰喘、咯血。

选穴：

①任脉：膻中、承浆、玉堂、上脘、中脘、下脘、关元、神阙。

②手太阴肺经：少商、鱼际、列缺、尺泽、太渊。

③足少阴肾经：俞府、幽门、阴谷、涌泉、太溪、照海。

④经外奇穴：定喘、四缝。

针刺操作：对手、甲、指纹脉络皆暗者，甲掐之恢复稍迟者，指纹脉络推之复迟者和虚者不可留针，不可补泻。

手诊信息：如手、甲、指纹脉络皆华者，纹色红、青、黄、紫者，指纹脉络推之易复者，甲掐之恢复迅速者，可以选用以下穴位。

症候：面、头、耳、鼻、目、口、齿、咽喉痛。

选穴：

①任脉：膻中、承浆、玉堂、上脘、中脘、下脘、关元、神阙。

②手阳明大肠经：合谷、曲池、迎香、商阳、手三里、

阳溪。

③手太阳小肠经：少海、少泽、后溪、听宫。

④足阳明胃经：地仓、下关、颊车、天枢、足三里、内庭。

⑤足少阳胆经：风池、天冲、肩井、环跳、阳陵泉、足窍阴。

⑥足太阳膀胱经：肺俞、心俞、肝俞、胆俞、脾俞、胃俞、厥阴俞、三焦俞、曲差、玉枕、风门、委中、昆仑、承山。

⑦手少阳三焦经：关冲、阳池、外关、天井、角孙。

⑧经外奇穴：太阳、鱼际、印堂、上迎香。

针刺操作： 对手、甲、指纹脉络皆暗者，甲掐之恢复稍迟者，指纹脉络推之复迟者，可酌情使用，但不可留针，不可补泻。

手诊信息： 如手、甲、指纹脉络皆黄、红、青者，指纹脉络推之易复，甲掐之恢复迅速者，可以选用以下穴位。

症候： 呕吐、泄泻、厌食、大小便不利、生殖诸疾。

选穴：

①任脉：膻中、承浆、玉堂、上脘、中脘、下脘、关元、神阙。

②督脉：百会、人中、中枢、神庭、命门、大椎。

③足少阴肾经：俞府、幽门、阴谷、涌泉、太溪、照海。

④手厥阴心包经：天池、天泉、曲池、内关、劳宫、中冲。

⑤足太阴脾经：天溪、隐白、公孙、三阴交、血海、冲门。

⑥足厥阴肝经：大敦、太冲、中都、期门、行间。

⑦经外奇穴：海泉、金津、玉液、痞根。

针刺操作：对手、甲、指纹脉络皆暗者，甲掐之恢复稍迟者，指纹脉络推之复迟者，可酌情使用，但不可留针，不可补泻。

手诊信息：如手、甲、指纹脉络皆暗，色相紫、青、黑者，指纹脉络过气关，或透三关者，可以选择以下穴位。

症候：精神异常，心悸、不眠、昏睡、不宁、怔忡、癫痫。

选穴：

①督脉：百会、人中、中枢、神庭、命门、大椎。

②手少阴心经：极泉、少海、神门、少府、少冲。

③手厥阴心包经：天池、天泉、曲池、内关、劳宫、中冲。

④足太阳膀胱经：肺俞、心俞、肝俞、胆俞、脾俞、胃俞、厥阴俞、三焦俞、曲差、玉枕、风门、委中、昆仑、承山。

⑤经外奇穴：十宣、八邪、四神聪、印堂、山根。

针刺操作：甲掐之恢复稍迟或迟，指纹脉络推之复迟者，实者可留针、补泻，虚者不可留针、补泻。

第二节 根据小儿手诊选择推拿穴位与手法

一、常用穴位及手法操作

（一）头面部

1.天门：即天庭，自两眉间至前发际处。开天门法，自眉心起以两拇指交替上推至发际，30～50次。

2. 囟门：在百会前骨凹陷中。推囟门法，以两拇指自前发际向上轮换推至囟门，30～50次，再自囟门向两旁分推之，20～30次。囟门未闭合者需轻手，或推至囟门边缘为宜。

3. 坎宫：在眉上1寸，直对瞳孔。推坎宫法，先以拇指掐坎宫一下，再以两拇指尖侧面自眉心向外推至坎宫，20～30次。

4. 印堂：两眉毛内侧端中间的凹陷中。推印堂法，以右手拇指侧面自眉心向上推至天门，20～30次，继以拇指甲掐之。

5. 太阳：在两眉尾陷中。运太阳法，以两手扶患儿头，以两拇指同时揉太阳穴，20～30次。

6. 耳风门：在耳珠前陷中。运耳风门法，两食指同时揉之，20-30次。

7. 耳后高骨：在耳后乳突微下陷中。运耳后高骨法，即以两手扶患儿头，以两拇指同时揉之，20～30次。

8. 山根：位于鼻根部，在两目内眦的中间。掐山根法，即以拇指甲掐之。

9. 百会：前发际正中直上5寸。折耳，两耳尖连线向上连线的中点。掐揉百会法，即以左手扶患儿头，再以右拇指掐之，掐后揉之。

10. 风池：在枕骨下两旁，胸锁乳突肌上端与斜方肌上端之间的凹陷中。掐风池法，即以两拇指同时于双风池穴掐之。

11. 人中：在人中沟的上1/3与中1/3交点处。掐人中法，即以右手拇指或食指甲掐之。

12. 承浆：在颏唇沟的正中凹陷处。掐承浆法，即以左手扶患儿头，以右手拇指甲掐之。

（二）躯干部

1. 天柱骨：位于颈后发际正中至大椎穴成一直线。推天柱骨法，即以右手拇指或食指从后发际向下推至大椎穴，20～30次。

2. 膻中：在两乳中间凹陷处。推揉膻中穴法，以两手拇指同时于膻中穴向左右分推20～30次，再以食指、中指由胸骨上端向下直推至膻中穴，20～30次。最后以中指在膻中穴揉按。

3. 腹阴阳：即中脘穴斜向两肋下软肉处。分推腹阴阳法，以两手四指自中脘穴向两旁斜下分推之，50～100次。

4. 肚角：在脐两旁肋骨下。拿肚角法，用拇指食指和中指向深处用隐力拿之，10～20次。

5. 神阙：即肚脐。摩神阙法，即以掌根按之，揉摩100～200次。

6. 捏脊：即对脊背部督脉、膀胱经捏拿。捏脊法，两手半握拳，两食指背抵于背脊上，拳眼和背部垂直，再以两手拇指伸向食指前方，合力夹起肌肤，而后做食指向前、拇指向后退的翻卷动作，两手同时向前移动，自长强穴起沿脊柱两旁向上捏，一般至大椎即可。可反复4～5次。每捏3次，将皮肤提一下，捏毕以食指和中指揉两侧肾俞穴3分钟。每日1次，6次为1个疗程，间隔1天，再进行第二疗程。

7. 中脘：剑胸结合与脐中连线的中点。揉中脘法，以右手四指合拢或用掌根按揉之，100～200次。

8. 肺俞：第3胸椎棘突下，后正中线旁开1.5寸。揉肺俞穴法，以两拇指按穴上，揉100～200次。

9. 龟尾：在椎尾尖端。揉龟尾法，以拇指推揉100～200次。

（三）上肢部

1. 八卦：掌心以外分乾、坎、艮、震、巽、离、坤、兑八宫。运八卦法，即以左手持患儿左手四指，同时拇指按定离宫，再以右手食指和中指两指夹住患儿拇指，然后以拇指自乾向坎运至兑宫，为一遍。在运至离宫时，应从医者的左拇指上运过，否则恐动离火。运50～100遍。

2. 运土入水法：从患儿拇指端外侧向上，沿掌边斜转到小指端外侧，推运100～200遍。

3. 运水入土法：从患儿小指端外侧向上，沿掌边斜转到拇指端外侧，推运100～200遍。

4. 内劳宫：在掌中央三、四指骨中间，握拳中指、指尖处。揉内劳宫法，即以左手握患儿四指，再以右手食、中二指夹住患儿拇指，然后以拇指甲掐之，继以揉按。

5. 五指节：在左手背面、五指中间骨节处。掐五指节法，即以右手拇指使患儿指微屈，依次掐之，继以揉按。

6. 二扇门：在手背中指本节两旁凹陷处。掐二扇门法，以两拇指同时掐，继以揉按。

7. 一窝蜂：在手背腕部横纹中央凹陷处。掐一窝蜂法，以左手托患儿手使略向上屈，以右手拇指或食指掐之，继以揉按。

8. 五指：即五个手指，五指分属五脏。推五指法，即推五脏经，自指尖推向掌部为补，自掌部指节推向指尖为泻。推100～200次。

9. 阴阳：指手掌根部。分阴阳法，自小天心外（掌横纹中心）以两拇指向外分推至阳池（桡侧）、阴池（尺侧），100～150次。

10. 三关：在前臂桡骨上缘，自腕横纹头直上至曲池的一段。推三关法，即以右手食指和中指自腕横纹直推至曲池，推100～200次。

11. 二人上马：在手背无名指与小指中间的后方，与手掌兑宫相对。掐二人上马法，以拇指和中指相夹持患儿手，用拇指指甲掐之。

12. 六腑：在前臂尺骨下缘，从肘尖至尺侧腕横纹。退六腑法，即以右手食指和中指自患儿左肘尖推至尺侧腕横纹。推100～200次。

13. 天河水：在前臂正面，从总筋至肘弯中间一道直线。清天河水法，即令患儿掌心向上，以右手拇指侧面或食指和中指正面，自总筋起向上直推至肘弯，推100～200次。

（四）下肢部

1. 足三里：在膝盖外侧陷中下行3寸，骨外廉大筋内。掐足三里法，即以拇指掐而揉之。

2. 涌泉：在足心微前凹陷处。揉涌泉法，即以拇指面揉之，左旋止吐，右旋止泻，女则反之。

3. 鬼眼：在膝盖骨两旁陷中。拿鬼眼法，即以右手拇指和食指合拿之，继以分拿之。

4. 委中：在腘窝横纹中间陷中。拿委中法，即医者用右拇指重拿之。

5. 三阴交：在足内踝上3寸。推运三阴交法，即以拇指按穴位上下推之，20～30次，然后揉之，50～100次。自上向下推，向外揉为泻，自下向上推，向里揉为补。

二、根据小儿手诊选择推拿手法

在临床中，应根据患者身体状况，通过辨证和手诊信息灵活选用推拿手法，适当掌握推拿力度与次数。以下仅是常用推拿手法举例，仅供参考。

手诊信息：如手、甲、指纹脉络皆华，色相红、紫，指纹脉络不过气关者，甲掐之恢复迅速，指纹脉络推之易复者，可使用以下推拿手法。如手、甲、指纹脉络皆暗者，指纹脉络推之复迟者，甲掐之恢复稍迟者，可酌情实施以下手法，但必须力度要轻。

治法：清热、解表、祛风、镇痛。

推拿手法：开天门法、推坎宫法、运太阳法、运耳后高骨法、掐风池法。

手诊信息：手、甲、指纹脉络皆暗，色相紫、青、黑者，指纹脉络过气关或透三关者，甲掐之恢复稍迟或迟，指纹脉络推之复迟者，可以选用以下手法。

治法：镇惊安神、止搐抗痫、镇痛、发汗。

推拿手法：掐人中法、掐揉百会法、推囟门法、掐山根法、推印堂法、掐承浆法、揉内劳宫法、掐五指指节法、掐二扇门法、掐一窝蜂法、拿鬼眼法、拿委中法、推运三阴交法。

手诊信息：手、甲、指纹脉络皆华者，纹色红、青、黄、紫者，指纹脉络推之易复者，甲掐之恢复迅速者，可以选用以下手法。如手、甲、指纹脉络皆暗者，指纹脉络推之复迟者，甲掐之恢复稍迟者，可酌情实施以下手法，但必须力度要轻。

三医堂家传小儿手诊

060

治法：泻肝、清热、镇痛，止齿、耳、鼻、喉痛。

推拿手法：运耳风门法、掐风池法、推坎宫法、运太阳法。

手诊信息：手、甲、指纹脉络皆白，黄、红、紫者，指纹脉络推之易复者，甲掐之恢复迅速者，可以选用以下手法。如手、甲、指纹脉络皆暗者，指纹脉络推之复迟者，甲掐之恢复稍迟者可酌情实施以下手法，但必须力度要轻。

治法：解热宣肺、止咳化痰、定喘解痉、镇吐止泻、止痛。

推拿手法：推天柱骨法、推揉膻中穴法、运八卦法、揉肺俞穴法、

手诊信息：手、甲、指纹脉络皆黄、红、青者，指纹脉络推之易复，甲掐之恢复迅速者，可以选用以下手法。如手、甲、指纹脉络皆暗者，指纹脉络推之复迟者，甲掐之恢复稍迟者，可酌情实施以下手法，但必须力度要轻。

治法：消积，消食、健脾、止痢，止痛。

推拿手法：分推腹阴阳法、拿肚角法、摩神阙法、揉龟尾法、运土入水法、掐足三里法、揉中脘法。

手诊信息：手、甲、指纹脉络皆华，色相红、白、黄者，甲掐之恢复迅速者，指纹脉络推之易复者，可以选用以下手法。如手、甲、指纹脉络皆暗者，指纹脉络推之复迟者，甲掐之恢复稍迟者，可酌情实施以下手法，但必须力度要轻。

治法：调理，调气血，五脏同调同治

推拿手法：捏脊法、推五指法、分阴阳法、推三关法。

手诊信息：手、甲、指纹脉络皆黑、青、紫者，甲掐之恢复迅速者，指纹脉络推之易复者，可以选用以下手法。如手、甲、指纹脉络皆暗者，指纹脉络推之复迟者，甲掐之恢复稍迟者，可酌情实施以下手法，但必须力度要轻。

治法：补肾，止痛、通便、利小便，引热下行

推拿手法：掐二人上马法、揉涌泉法、运水入土法。

手诊信息：手、甲、指纹脉络皆紫、青、黄、黑者，指纹脉络推之易复者，甲掐之恢复迅速者，可以选用以下手法。对手、甲、指纹脉络皆暗者，指纹脉络推之复迟者，甲掐之恢复稍迟者，可酌情实施以下手法，但必须力度要轻。

治法：镇惊，通便、敛汗、清脾胃热。

推拿手法：退六腑法、清天河水法。

第三节　推拿代药功效与穴位图

推拿代药与一般穴位推拿和经络推拿有所不同。穴位推拿与经络推拿属于理疗范畴，而推拿代药属于药疗范畴。此法本应该归纳在药物篇内，但因使用的是理疗手法，因此归于理疗篇介绍。推拿代药与理疗的不同点是：理疗有病治病，无病可健身。推拿代药无证候者不可长期使用，因推拿代药是利用推拿代替某种药物之"偏性"来校正人体之"偏"，应注重四气五味和温热寒凉，灵活选择推拿代药手法，辨证实施，视症实施。下面的操作方法及穴位图是根据清代夏禹铸《幼科铁镜》进行整理。

一、推拿代药操作及功效

推拿代药操作：用葱姜煎汁浸染医者大指，先从眉心向额上，推至二十四数。次从眉心分推，至太阳太阴九数。再从天庭至承浆各穴，掐一下，以代针法。再从太阳太阴，或发汗或止汗。再将两耳下垂捻而揉之。又将两手捧头面摇之，以视其气。再看寒热，向手推三关六腑及运八卦。随分推胸口，及揉脐，推委中毕，再揉肩井。至于别穴看症，再加揉法。

手诊信息：对于手、甲、指纹脉络皆暗者，指纹脉络隐而黄淡白，或白淡黄，或㿠白，或指纹脉络过三关者，甲掐之恢复迟，指纹脉络推之复迟者，应杜绝重掐重按，或尽量不使用涌泉右转不揉，天河引水，肺俞穴重揉。

推拿代药功效：是指某个推拿手法可以代替某种中药的药效，如推上三关相当于患儿口服麻黄或肉桂的功效。

推上三关：功效如麻黄、肉桂。

推下六腑：功效如滑石、羚羊角。

水底捞月：功效如黄连、犀角。

天河引水：功效如黄芩、黄柏、连翘。

补推大指脾面：功效如人参、白术。

泻推大指脾面：功效如灶心土、石膏。

大肠侧补推虎口：功效如诃子、炮姜。

大肠侧泻推虎口：功效如大黄、枳实。

涌泉右转不揉：功效如厚朴、硝石。

涌泉右转揉推：功效如人参、白术。

食指泻肺：功效如桑皮、桔梗。

食指旋推止咳：功效如五味子、款冬花。

精威拿紧：功效如牛黄、贝母。

肺俞穴重揉：功效如半夏、南星。

黄蜂入洞：功效如防风、羌活。

捧耳摇头：功效如生地黄、木香。

五指节上轮揉：功效如苍术。

足拿大敦鞋带穴：功效如钩藤。

后溪推上：功效如猪苓、泽泻。

小指补肾：功效如杜仲、地黄。

涌泉左揉：功效如砂仁、藿香叶。

重揉手背：功效如白芍、川芎。

灯火十三：轻调五脏六腑功能。

元宵十五：重调五脏六腑功能。

二、头面部穴图（图 3-2-1 ）

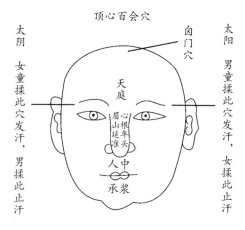

图 3-2-1　头面部穴图

三、掌面推三关退六腑运八卦图（图3-2-2）

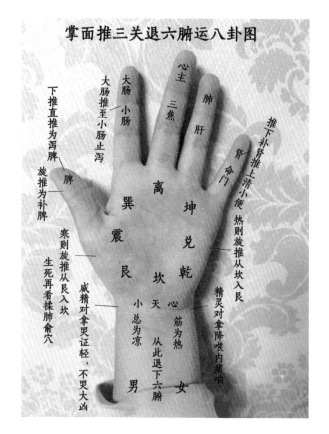

图 3-2-2　掌面推三关退六腑运八卦图

推三关，退六腑，运八卦，男女俱在左手。

四、掌面水底捞月引水上天河图（图3-2-3）

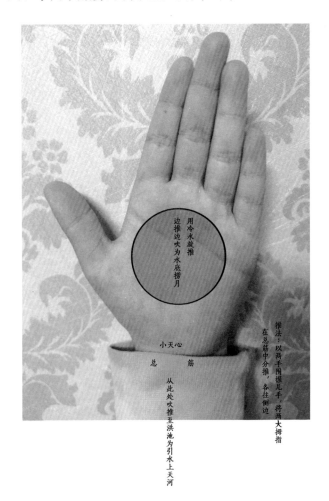

用冷水旋推
边推边吹为水底捞月

小天心

总　　筋

推法：以两手围握儿手，将两大拇指

在总筋中分推，各往侧边

从此处吹推至洪池为引水上天河

图3-2-3　掌面水底捞月引水上天河图

儿眼翻上者，将大指甲在小天心向掌心下掐，即平。儿眼翻下者，将大指甲在小天心向总筋上掐，即平。大指面为脾，旋推为补，直推指甲为泻。

五、手背面推上三关揉五指节图（图3-2-4）

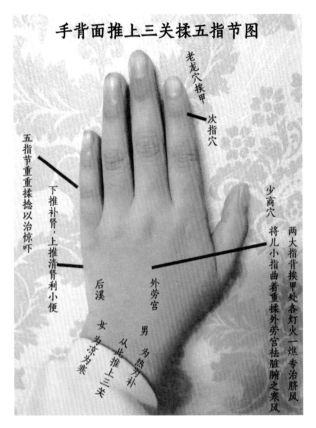

图 3-2-4　手背面推上三关揉五指节图

男左手桡骨背面为三关，属气分，推上，气行阳动，故为热为补。女以推上为寒为凉。男左手桡骨正面为六腑，乃血分，退下，则气行阴动，故为寒为泻。女以退下为热为补。

六、虎口合谷穴位图（图3-2-5）

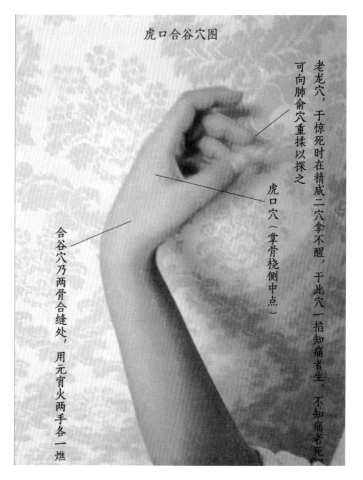

虎口合谷穴图

老龙穴，于惊死时在精威二穴拿不醒，于此穴一掐知痛者生，不知痛者死。

可向肺俞穴重揉以探之

虎口穴（掌骨桡侧中点）

合谷穴乃两骨合缝处，用元宵火两手各一燋

图3-2-5　虎口合谷穴位图

虎口可按可揉、可掐，可针、可灸。

七、脚各穴位图（图3-2-6）

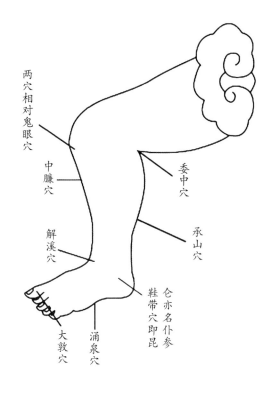

两穴相对鬼眼穴

中臁穴

委中穴

解溪穴

承山穴

大敦穴

涌泉穴

鞋带穴即昆仑亦名仆参

图3-2-6　脚各穴位图

涌泉穴，男左转揉之，吐即止，右转揉之，泻即止。左转不揉主吐，右转不揉主泻。惊若来大敦穴拿之，或鞋带穴对拿。惊时，若身往前扑，即将委中穴向下掐住，身便直。若身后仰，即将膝上鬼眼穴向下掐住，身即正。

八、身面用灯火图（图3-2-7）

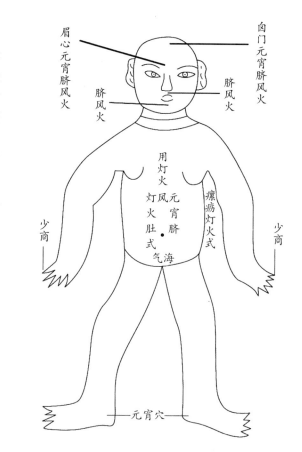

定惊元宵灯火：囟门、眉心、脐心脐轮、合谷、鞋带，各穴共十五燋。

脐风灯火：囟门、眉心、人中、承浆、两手大指少商、脐心脐轮，共十三燋。

图中标注：
囟门元宵脐风火
眉心元宵脐风火
脐风火
眉心元宵脐风火
脐风火
少商
少商
用灯火 元宵脐
灯火 风脐
瘰疬灯火式
灯火肚式气海
元宵穴

图3-2-7　身面用灯火图

灯火灸在临床实际操作中很难掌握技巧，有烫伤的风险，因此，多用艾灸悬灸代替，由于小儿无耐性、多动，临床多用雀啄灸。

九、背面肺俞各穴图（图3-2-8）

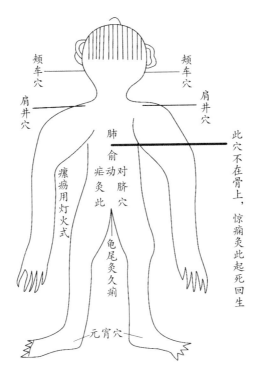

图3-2-8　背面肺俞各穴图

肺俞穴艾灸可治危症。但操作时需要严格观察，要掌控好艾灸时间。临床操作多以按、摩、揉、掐、针为主。

第四章
三医堂家传小儿手诊临床应用

第一节　急症

处理急症对医者要求很高，要求"稳""准""快"。小儿手诊对急症的判断有独到之处，可通过手诊迅速了解患儿的先天禀赋，通过推三关和掐甲诊可迅速了解疾病的"顺""逆"和风险程度，指纹脉络诊可迅速了解病性和病位。

一、惊风

惊风发作之先可见之症：咬牙，虚惕怔忡，气怯神散，面红目青，左顾右盼，伸手握拳，情态失常。

（一）急惊

【小儿手诊】手华、肤色淡青。甲红淡青，掐之恢复稍迟。指纹脉络充盈，纹色青紫，推之易复。重症可见手，甲、指纹脉络、面皆青紫者，抽止则渐渐缓解。手暗，甲紫红，掐之恢复迟者，指纹脉络推之复迟，且过三关而紫青，并多次局部抽搐者，属于逆证、危症。解颅、虚羸、龟胸、丁奚哺露者预后不良。

【辨证论治】急惊多为心热，心热盛则生风，风属肝，肝风内动则发搐抽风。以凉、泻，除痰热为主。囟陷、囟门早闭者易惊；囟填、囟门闭迟者易抽搐。甲厚有光泽者易治。解颅、甲薄有横纹，掐之恢复稍迟者愈迟。

手、甲、指纹脉络皆华者，针刺合谷、十宣，不留针、可凉泻。

手、甲、指纹脉络皆暗者，可针刺合谷，掐小天心，按委中穴，不可药之过凉。

【适用方药】解惊方（秘）或利惊丸主之。

【理疗措施】掐人中，掐小天心，按委中，或针刺合谷、十宣。

（二）慢惊

【小儿手诊】手皮肤多黄淡白。甲淡白，掐之恢复迟。指纹脉络多隐，纹色淡黄或淡红者病在表，纹色青，推之复迟，甲掐之复迟者不治。

【辨证论治】慢惊者多为脾胃虚损。眼开神缓，睡则露睛。时有惊跳抽动者，此为亡阳。慢惊者多为诸病所伤致风入脾胃。

宜温补。手、甲、指纹脉络皆华者，甲厚、掐之恢复迅速，有光泽者，口大脐大者易治。解颅、囟陷、虚羸、丁奚哺露者，手、甲、指纹脉络皆暗者，甲掐之恢复迟者，脐小偏上者愈迟，甲薄有横纹者愈迟。

【适用方药】瓜蒌汤主之。

【理疗措施】补大指脾面，或元宵十五。

二、五痫

【小儿手诊】

1. 犬痫：手皮肤多暗青，甲青紫，掐之恢复稍迟。指纹脉络多显，纹色青，推之复迟。

2. 羊痫：手皮肤多红暗，甲红淡紫，掐之恢复迅速。指纹脉络多显，纹色红，推之易复。

3 牛痫：手皮肤淡黄，甲淡黄，掐之恢复稍迟。指纹脉络隐，纹色多黄淡红，推之复迟。

4. 鸡痫：手皮肤淡白，甲淡白，掐之恢复迅速。指纹脉络充，纹色淡红，推之易复。

5. 猪痫：手皮肤灰黑，甲淡黑，掐之恢复稍迟。指纹脉络隐，纹色黑淡红，推之复迟。

【辨证论治】

1. 犬痫：反折，上窜，犬叫，肝也。

2. 羊痫：目瞪，吐舌、羊叫，心也。

3. 牛痫：目直视，腹满，牛叫，脾也。

4. 鸡痫：惊跳，反折、手纵，鸡叫，肺也。

5. 猪痫：如尸，吐沫，猪叫，肾也。

治痫方（秘）皆以清肝泻火，开窍凉心为主。

手、甲、指纹脉络皆华者，甲掐之恢复迅速者，针刺合谷、人中、十宣，可留针。手、甲、指纹脉络皆暗者，甲掐之恢复迟者，可针刺合谷、十宣，不留针。

手骨肉皆少，虚羸、解颅、囟填、囟陷、丁奚哺露者，耳黄，甲薄、甲有白斑、有纹无光者，头颅畸形，额窄小者，二目间距或大或小，发作反复者，皆难医治。

【适用方药】治疗首选金丸，后以凉惊丸、地黄丸主之。

【理疗措施】发作时以针刺为主，静止期灯火十五，或捏脊法。

按：虽然当代已经把五痫总称为"癫痫"，但指纹脉络的表现是有区别的，这与癫痫的性质、小儿个体体质差异，以及大脑的放电部位和影响范围有关。因此可以根据症状和手诊信息判断癫痫是功能性或器质性。还可以利用症状与手诊信息判断大脑的放电核区，及放电在大脑中的大体位置。

如中医描述的羊痫，有大脑边缘叶放电的症状。牛痫，有大脑顶叶放电症状。猪痫，有大脑颞叶放电的症状。犬痫，有大脑额叶放电症状。鸡痫，则大多为大脑岛叶放电症状。因此要分症，对症治疗。

第二节　五脏病

一、心经

（一）心经主病

【小儿手诊】手华、皮肤色红；甲华，色淡红，掐之恢复迅速；指纹脉络隐，纹华，纹色红，推之易复者实。

手、甲、指纹脉络皆暗，甲掐之恢复稍迟，指纹脉络推之复迟者虚。

【辨证论治】诸痛痒疮疾，皆属于心火。心主惊，实则叫哭，发热，饮食而搐；虚则困卧，悸动不安。

实者以导赤散、泻心汤主之，虚则以钱氏安神丸主之。舌燥、解颅、嗞煎嗞哇者、不时叹气者愈迟。

【适用方药】导赤散、泻心汤、安神丸。

【理疗措施】实者，水底捞月；虚者，涌泉右转不揉；惊搐者，施推印堂法。

（二）心经兼见肝证

【小儿手诊】心火旺盛者手暗、肤色红淡青；甲暗、色暗青，掐之恢复迅速；指纹脉络显，纹暗，纹色红淡青，推之易复。心虚而肝虚者甲掐之恢复稍迟，指纹脉络推之复迟为逆证。

【辨证论治】心属火，肝属木，邪从子脏传与母，子病犯母，属于逆证。发热而搐，心肝火旺并见则心烦、易怒、狂躁、口舌疮肿，鼻血。宜除热，镇惊，利小便。解颅、囟填、腹大筋青者，舌烂、口干、眼黄面灰者愈迟。

【适用方药】木通散。

【理疗措施】大肠侧泻推虎口，或运耳后高骨法。

（三）心经兼见脾证

【小儿手诊】手暗、肤色红淡黄；甲暗、色红淡黄，掐之恢复稍迟；指纹脉络隐，纹暗，纹色红淡黄，推之复迟。

【辨证论治】心病及脾，心血虚无以滋养于脾，脾失健运则脾虚气弱，嗜卧，嗜睡，咬牙，惊悸。母虚致子虚，心脾两虚，母病及子，心脾两虚则嗞煎、厌食、便溏。宜除热，镇惊，健脾。囟陷、耳透白、面黄肌瘦者、掌小指长、骨多肉少者、脐小偏上者，口小者皆愈迟。

【适用方药】钱氏安神丸。

【理疗措施】涌泉右转不揉，或掐百会法。

（四）心经兼见肺证

【小儿手诊】肺气不足则手暗、肤色红淡白；甲暗、色红淡白，掐之恢复迅速；指纹脉络显，纹色红淡白，推之易复。心气不足则咳嗽、气急，甲白淡红，指纹脉络白淡红，甲掐之恢复稍迟，指纹脉络推之复迟。

【辨证论治】肺气不足心行血失常，则发热，喘促，抽搐。心气不足，肺失宣肃则胸闷，唇青、舌紫。宜清肺，镇心，止咳，利惊。甲月牙偏大毛糙者，鼻燥、耳后红斑者，解颅、龟胸者愈迟。

【适用方药】清宁散主之。

【理疗措施】食指旋推止咳，或推天柱骨法。

（五）心经兼见肾证

【小儿手诊】手暗、皮肤红淡黑；甲暗，色红淡黑，掐之恢复稍迟；指纹脉络隐，纹色红淡黑，推之复迟。

【辨证论治】心病兼肾证则为痫；精神恍惚，手足逆冷，咬牙、搐搦。心肾不交则心悸、心烦、失眠。宜开窍凉心。解颅、囟填、耳透黄者，甲薄、有横纹、色淡黑，月牙偏大者愈迟。

【适用方药】金丸、地黄丸主之。

【理疗措施】可针刺合谷、十宣，可留针，或掐人中法。

（六）风邪心热

【小儿手诊】手暗，皮肤暗灰；甲暗、色红淡青，掐之恢复迅速；指纹脉络充盈，纹暗，纹色红淡青，推之易复者病在表。指纹脉络青紫，甲掐之恢复稍迟，指纹脉络推之复迟者病在里。

【辨证论治】外邪伤心，体热，惊悸、哭闹、口干、舌焦、失音、面赤、出汗。治以补肾泻心。面赤者易治，囟填、耳黄、甲薄、月牙超大者愈迟。面目青黑，不时抽动者不治。

【适用方药】用导赤散，或防风、黄连、羚羊角。

【理疗措施】水底捞月或掐承浆法。

（七）心阳不足

【小儿手诊】手皮肤萎，色淡黄；甲红淡黄，掐之恢复稍迟；指纹脉络隐，纹色红淡黄，推之复迟。手萎暗，甲黄，掐之恢复稍迟；指纹脉络隐、纹色黄淡，推之复迟者应警惕心阳暴脱之证。

手、甲、指纹脉络皆华者为轻症；手、甲、指纹脉络皆暗者为重症。

【辨证论治】心阳虚，小儿烦躁，精神萎靡，怕冷，四肢发凉。宜补阳、升阳。解颅、囟陷，手骨多肉少者，甲月牙偏大者愈迟。

【适用方药】人参、甘草主之，或用参附汤。

【理疗措施】涌泉右转揉推，或开天门法。

（八）心阴不足

【小儿手诊】手皮肤红淡青；甲红淡青，掐之恢复迅速；指纹脉络显，纹色红淡青，推之易复。指纹脉络华者病在表，纹暗，色紫淡青者病在里。心阴虚则手、甲、指纹脉络皆白淡红，甲掐之恢复稍迟，指纹脉络推之复迟。

【辨证论治】心火上炎，儿口唇干，舌燥、盗汗、悸动。心阴虚则手足心热，口舌生疮。宜滋阴养血，宁心安神。解颅、囟填、掌大指粗者，甲月牙偏小或无月牙者易治，掌小指细者愈迟。

【适用方药】茯苓、枣仁、柏子仁主之。

【理疗措施】重揉手背，或掐山根法。

（九）心阳亢盛

【小儿手诊】手皮肤灰红；甲红淡青，掐之恢复迅速；指纹脉络充，纹色红淡青。指纹脉络华，推之易复者阳亢。手暗、甲暗、指纹脉络暗，甲掐之恢复稍迟，指纹脉络推之恢复迟者阴盛。

【辨证论治】心火亢盛，儿出汗、口干、面红、体热哭闹，睡而不静。宜清热开窍，定惊，滋阴。解颅，手骨多肉少者易烦躁，甲月牙偏大、手骨多肉多者，囟填者易抽风；面紫、唇紫者愈迟。

【适用方药】黄连、犀角、麝香、朱砂主之。

【理疗措施】水底捞月或运太阳法。

（十）心阴火旺

【小儿手诊】手皮肤萎，色红淡黄；甲暗红，掐之恢复稍迟；指纹脉络充，纹色红淡黄，推之复迟。纹色红紫者有虚火。

手、甲、指纹脉络皆华者以清热为主；手、甲、指纹脉络皆暗者以滋阴为主。

【辨证论治】心阴火旺，口干、舌燥，小儿便稀，发稀、烦躁、厌食。宜滋阴清热、生津、泻心火。手指粗短者易实，手指细长者易虚。龋齿、牙黄、发黄、枯瘦者愈迟。

【适用方药】黄连阿胶汤，或莲子汤主之。

【理疗措施】水底捞月，或推三关法。

二、肝经

（一）肝经主病

【小儿手诊】手、甲、指纹脉络皆淡青者，指纹脉络推之易复者，甲掐之恢复迅速者实。手、甲、指纹脉络皆青淡红者，指纹脉络推之复迟者，甲掐之恢复稍迟者虚。

【辨证论治】肝主风，肝风内动，实则目直上视，呵欠，大叫，哭喊，项强，顿闷。虚则咬牙呵欠。宜清热，止惊，补肾。解颅、囟填、面灰、眶黑、目灰、腹大筋青、项细、手细、甲枯者愈迟。

【适用方药】实者泻青丸主之，虚者地黄丸主之。

【理疗措施】大肠侧推虎口，或掐揉百会法。

（二）肝经兼见心证

【小儿手诊】手暗，肤色青淡红；甲暗，色青淡红，掐之恢复稍迟；指纹脉络显，纹暗，纹色青淡红，推之复迟。

【辨证论治】母病及子，肝有热不搐，肝得心热则抽搐。宜清热、镇心。解颅、龟胸、目红、耳黄、枯瘦者愈迟。

【适用方药】泻青丸主之。

【理疗措施】大肠侧泻推虎口，或掐风池法。

（三）肝经兼见肺证

【小儿手诊】手暗，皮肤青淡白；甲暗，色淡青，掐之恢复迅速；指纹脉络显，纹暗，纹色青淡白，推之易复。

【辨证论治】木侮金，痰涎壅盛，喘急闷乱，肝升太过，肺降不足则咳逆、咯血。宜清肺，镇惊，止咳。龟骺、解颅、囟填、腹大、胸高、眶黑、鼻黑者为重疾。

【适用方药】清宁散主之。

【理疗措施】食指旋推止咳，或揉肺俞法。

（四）肝经兼见脾证

【小儿手诊】手暗、肤色暗黄；甲暗、色青淡黄，掐之恢复稍迟，指纹脉络隐，纹暗，纹色青淡黄，推之复迟。

【辨证论治】肝脾两虚，不思饮食，昏睡乏力，肝失疏泄，脾虚水停则有黄疸。宜清温，除烦。解颅、囟陷、耳透白、手黄、甲黄、口干、腹大如鼓者危。

【适用方药】琥珀抱龙丸主之。

【理疗措施】补推大指脾面，或分推腹阴阳法。

（五）肝经兼见肾证

【小儿手诊】手暗、肤色青灰。甲暗、色青淡黑，掐之恢复稍迟。指纹脉络显，纹暗，纹色青淡黑，推之复迟。

【辨证论治】子病及母，手足强直，暴喑失音。以补肾阴为主。解颅、囟填、腹大脐鼓、目灰耳黑、唇黑者危。

【适用方药】地黄丸主之。

【理疗措施】小指补肾，或掐承浆法。

（六）肝有风邪

【小儿手诊】手华、皮肤暗青；甲华、色青，掐之恢复迅速；指纹脉络华、充盈，纹暗，纹色暗青，推之易复者病在表。指纹脉络暗，纹色黑青，推之复迟者病在里。

【辨证论治】哈欠顿闷，体热，口干，唇青，目青，项强，厌食。以发散为主，清热辅之。囟填、目右黄左白者不治。甲薄无光有白斑或甲有竖纹者，月牙偏大者愈迟。

【适用方药】大青膏、泻白散，或柴胡、黄芩、甘草主之。

【理疗措施】天河引水，或掐山根法。

（七）肝阳上亢

【小儿手诊】手肤色灰青；甲淡青，掐之恢复迅速；指纹脉络显，纹暗、纹色青淡黑，推之易复。

【辨证论治】肝气疏泄过度，小儿烦躁，目赤、口干舌红，哭闹、摇头，项强。宜镇肝息风，滋阴清火。指纹脉络暗，纹色青淡红者肝阴不足，以滋阴清火为主。手、甲、指纹脉络皆华，色青淡红，甲掐之恢复迅速，指纹脉络推之易复者，肝阳上亢，以镇肝息风为主。

囟门闭迟者易抽风，囟门早闭者易鼻衄。解颅、囟填、目青者愈迟。

【适用方药】羚羊角散，或天麻、钩藤主之。

【理疗措施】足拿大敦鞋带穴或掐风池法。

（八）肝阳虚

【小儿手诊】手皮肤暗青；甲暗、色灰红，掐之恢复稍迟；指纹脉络隐，纹色青淡红，推之复迟。

【辨证论治】肝阳不足，小儿腹痛哭闹，腹胀、咽干，小便不利。宜疏肝、润燥。手、掌大指粗者易治，解颅，甲月牙偏大而毛糙者，有竖纹及白斑者，掌小指长者愈迟。

【适用方药】桂枝茯苓汤主之。

【理疗措施】重揉手背，或运水入土法。

（九）肝阴虚

【小儿手诊】手皮肤暗青；甲青淡灰，掐之恢复迅速；指纹脉络显，纹暗、纹色青淡黑，推之易复。

【辨证论治】肝气疏泄不及。小儿目干、眼涩、咽干、盗汗。宜养肝、柔肝。手、甲、指纹脉络皆华者，囟门早闭者易治。手、甲、指纹脉络皆暗者，囟门闭迟者愈迟。

【适用方药】一贯煎主之。

【理疗措施】小指补肾，或退六腑法。

三、脾经

（一）脾经主病

【小儿手诊】手肤色白淡；甲华，色淡黄，掐之恢复迅速；指纹脉络隐，纹华，纹色黄淡红，推之易复。手、甲、指纹脉络皆黄赤者实。甲掐之恢复迟，指纹脉络推之复迟者，丁奚哺露者危。吐泻生风，手、甲、指纹脉络皆暗，色白淡黄者，甲掐之恢复稍迟者则虚。

【辨证论治】脾主困，实则日晡身热饮水。宜清热，益脾，退黄。虚赢、解颅、目白多黑少者、龟胸者愈迟。

【适用方药】实则泻黄散主之，虚则益黄散。

【理疗措施】实泻推大指脾面，虚则补推大指脾面。

（二）脾经兼见肝证

【小儿手诊】手暗，肤色黄淡紫；甲暗，色黄淡，掐之恢复迅速；指纹脉络隐，纹暗，纹色黄淡青，推之易复。若甲掐之恢复稍迟，指纹脉络推之复迟则为逆证。

【辨证论治】烦躁，吐泻、发热、恶风，顿闷。宜发散。解颅、囟陷、耳透白、手黄、甲薄黄、唇青、腹大如鼓者危。

【适用方药】惺惺散。

【理疗措施】重揉手背，或拿肚角法。

（三）脾经兼见肾证

【小儿手诊】手暗、肤色黄淡灰；甲暗、色黄淡黑，掐之恢复稍迟；指纹脉络显，纹暗，纹色黄淡黑，推之复迟。

【辨证论治】脾失运化，羸瘦痿弱，嗜卧不能起。宜补肾。虚羸、解颅、囟填、口干、脐小偏上者，耳黄、眶黑、甲有白斑或横纹者愈迟。

【适用方药】地黄丸。

【理疗措施】补推大指脾面，或小指补肾。

（四）脾经兼见心证

【小儿手诊】手暗、肤色黄淡红；甲暗、色黄淡红，掐之恢复迅速；指纹脉络隐，纹暗，纹色黄淡红，推之易复。

【辨证论治】发热昏睡，梦寐惊悸。宜镇心安神。心脾两虚，囟填、虚羸、口干、舌烂，目赤、耳黄、脐小偏上者愈迟。

【适用方药】东垣安神丸。

【理疗措施】水底捞月，或开天门法。

（五）脾经兼见肺证

【小儿手诊】手暗、肤色黄淡白；甲暗、色淡黄，掐之恢复稍迟；指纹脉络隐，纹暗，纹色白淡黄，推之复迟。

【辨证论治】发热，昏睡，气促而喘，脾虚聚湿则生痰、咳喘。宜补脾、祛风、止喘。鮒骱、虚羸、解颅、口干鼻干，发稀黄，甲薄月牙偏大，或有白斑者，不时叹息者愈迟。

【适用方药】葶苈丸。

【理疗措施】补推大指脾面，或推天柱骨法。

（六）脾胃阳虚

【小儿手诊】手皮肤欠润；甲黄淡白，掐之恢复稍迟；指纹脉络隐，纹色黄淡白，推之复迟。

【辨证论治】脾胃虚，小儿二便不常，食欲不振，腹痛、呕吐、腹泻。宜温中补虚。手、甲皆华者，口大、脐大者易治。解颅、囟陷、虚羸，手、甲、指纹脉络皆暗者，口小、脐小者愈迟。甲月牙偏大有白斑和横纹者愈迟。

【适用方药】建中汤。

【理疗措施】捧耳摇头，或揉中脘法。

（七）脾胃湿热

【小儿手诊】手皮肤暗，润泽欠佳；甲暗黄，掐之恢复迅速；指纹脉络隐，纹色黄淡红，推之易复。甲淡白，指纹脉络淡白，掐之恢复稍迟，指纹脉络推之复迟者为逆证。

【辨证论治】脾失健运，小儿困顿，厌食腹泻，消化不良，腹痛腹胀。宜利湿、健脾、温中。手、甲皆华者，指纹脉络推之易复者，脐大者愈速。指纹脉络暗，解颅、丁奚哺露者，耳透黄者愈迟，甲月牙偏大者，脐小偏上者愈迟。

【适用方药】芡实、鸡内金、砂仁。

【理疗措施】泻推大指脾面，或揉中脘法。

（八）脾胃虚寒

【小儿手诊】手皮肤欠润；甲黄淡白，掐之恢复稍迟；指纹脉络隐，纹色黄淡白，推之复迟。

【辨证论治】脾阳虚衰者，腹胀便溏，面白、耳黄，畏寒怕冷，四肢不温，食欲不振，口淡不渴。宜益气健脾。手华，甲厚、口大者易治。解颅、虚羸、手暗、甲薄、月牙偏大、口小者愈迟，脐小偏上者愈迟。

【适用方药】参苓白术散。

【理疗措施】补大指脾面，或摩神阙法。

（九）脾胃不和

【小儿手诊】手皮肤黄；甲淡黄，掐之恢复迅速；指纹脉络隐、纹华、纹色黄淡白者为内伤饮食。纹暗、色白淡黄者正气失常。

【辨证论治】面黄淡白，腹痛不思饮食，唇黄、困睡、咬牙、额头汗。脾失运化，胃失受纳则纳呆、恶心、腹胀、呕吐、泄泻。宜和脾发散。脐大偏下者，甲月牙偏小或无月牙者易治。虚羸、解颅、掐甲恢复迟者，脐小偏上者愈迟。丁奚哺露，手足青淡黄而厥冷者不治。

【适用方药】和脾益黄散，大青丸主之，也可用生附四君子汤。

【理疗措施】补大指脾面，或拿肚角法。

四、肺经

（一）肺经主病

【小儿手诊】手华，肤色淡白；甲华，色淡白，掐之恢复迅速；指纹脉络隐，纹色白淡红，推之易复者为实。手、甲、指纹脉络皆白淡黑，甲掐之恢复稍迟者为虚。

【辨证论治】肺主喘，实则闷乱喘促，好饮水。虚则哽气，叹气。宜止咳，平喘。甲厚色淡白，鼻润、口大、脐大者宜治、嗞煎嗞哇、尩鲐、解颅者愈迟。

【适用方药】实者泻白散，虚者阿胶散，生脉散主之。

【理疗措施】食指旋推止咳，或揉肺俞法。

（二）肺经兼见肝证

【小儿手诊】手暗、肤色白淡青；甲暗、色白淡灰，掐之恢复迅速；指纹脉络显，纹暗，纹色白淡青，推之易复。

【辨证论治】中风而得之，鼻流清涕，恶风喘咳。宜发散。解颅、目灰、鼻干、毛发稀疏，甲薄者愈迟。

【适用方药】加减参苏饮主之。

【理疗措施】肺俞穴重揉。

（三）肺经兼见心证

【小儿手诊】手暗、肤色白淡红；甲白淡红，掐之恢复稍迟；指纹脉络显，纹色白淡红，推之复迟。

【辨证论治】肺失宣肃，心气不足则喘嗽闷乱，气急。宜泻火、清心、祛肺热。解颅、囟填、鼻干、舌烂、喘促者愈迟。

【适用方药】凉膈散加知母、石膏主之。

【理疗措施】食指泻肺，或天河引水。

（四）肺经兼见脾证

【小儿手诊】手暗、肤色白淡黄；甲暗、色白淡黄，掐之恢复迅速；指纹脉络隐，纹暗，纹色白淡黄，推之易复。

【辨证论治】肺热则怕风、发热、汗出、咳嗽、咳痰，脾气不足则吐。宜泻肺、补脾、止喘。虚羸、解颅、囟陷、甲薄、耳黄、鼻干、口干、腹大项细者愈迟。

【适用方药】葶苈丸。

【理疗措施】补推大指脾面，或推揉膻中穴。

（五）肺经兼见肾证

【小儿手诊】手暗、肤色白淡灰；甲暗、色白淡黑，掐之恢复稍迟；指纹脉络显，纹暗，纹色白淡黑，推之复迟。

【辨证论治】肺气不足，肾阴虚则生热，咳喘，多痰。以补肾为主。虚羸、丁奚哺露、解颅、鼻头黑，眶黑、唇黑、喘急、枯瘦、颈项痰核肿结（淋巴结肿大）者皆愈迟。肺失通调，水肿、尿少者危。

【适用方药】地黄丸。

【理疗措施】小指补肾，或推揉肺俞穴。

（六）肺热

【小儿手诊】手皮肤白淡黄；甲白偏黄，掐之恢复迅速；指纹脉络充盈，纹色白淡黄，推之易复。手、甲、指纹脉络皆华者病在表，易发散。指纹脉络暗，纹色白淡黑者病在里。

【辨证论治】肺宣降失常。小儿面红、发热、咳嗽、声沉、喘促。宜发汗解表，清热化痰，平喘止咳。解颅、龟胸、唇紫、目肿、耳后有红疹者愈迟。肺热壅盛，鼻翼扇动者危。

【适用方药】用黄芩、甘草、麻黄，或甘桔汤主之。

【理疗措施】推上三关，或推揉膻中穴。

（七）肺阳虚

【小儿手诊】手皮肤淡灰，甲白淡灰，掐之恢复稍迟。指纹脉络隐，纹色白淡黑，手、甲皆华，指纹脉络推之易复者在表。纹暗，色白淡紫，指纹脉络推之复迟者在里。

【辨证论治】肺气虚弱。小儿多汗、怕风、咳嗽、鼻塞、喘憋，时而吸急，呼长出气。宜益气清肺，止咳平喘。解颅、龟骹、虚羸、发稀少、腹背有疹、耳后红斑者愈迟。面黄体胖，甲月牙偏大者愈迟。

【适用方药】人参蛤蚧五味子主之。

【理疗措施】涌泉右转揉推，或揉肺俞穴。

（八）肺阴虚

【小儿手诊】手皮肤萎缩；甲白，掐之恢复迅速；指纹脉络隐，纹色白淡黄，推之易复。手、甲华，指纹脉络色白淡红者病在表。手、甲、指纹脉络皆暗，色白淡黑者病在里。

【辨证论治】小儿面潮红，阴虚内热，咳嗽、手心热。宜清热宣肺，利咽。解颅、嗌煎嗌哑、掌小指细者，腹背有疹者，龟胸咯血者愈迟。

【适用方药】桔梗麦冬主之。

【理疗措施】食指泻肺，或揉肺俞穴。

（九）风邪犯肺

【小儿手诊】手皮肤淡白；甲淡白，掐之恢复迅速；指纹脉络多显，纹白淡黄，推之易复。纹华，纹色白淡红者风温在卫气，指纹脉络暗、纹色白淡黑，推之复迟者风邪在血。

【辨证论治】肺感风邪。胸闷气短，喘息、哽气、叹气，烦躁出汗。以发散风寒为主，清热附之。囟填、唇青、耳后红斑、甲薄无光，月牙偏大，耳透黄，面青者皆愈迟。目赤者易搐，目青者易惊。

【适用方药】用泻白散，或甘桔汤主之。

【理疗措施】食指泻肺，或推揉膻中穴。

五、肾经

（一）肾经主病

【小儿手诊】手暗、肤色淡灰；甲暗、淡黑，掐之恢复稍迟；指纹脉络显，纹色黑，推之复迟。

【辨证论治】肾主虚无实。诸虚不足，胎禀怯弱者，皆肾之本脏病也。宜补肾。手骨多肉多者，甲有光无纹者，耳透红者易治。虚羸、解颅、目灰、甲薄、有白斑者，面虚肿者愈迟。

【适用方药】 地黄丸主之。

【理疗措施】 小指补肾。

（二）**肾经兼见肝证**

【小儿手诊】 手暗、肤色黑淡青；甲暗、色黑淡青，掐之恢复稍迟；指纹脉络显，纹暗，纹色黑淡青，推之复迟。

【辨证论治】 惊风及手足痛。补肾为主。解颅、虚羸、耳灰、目肿、手骨细指长，甲灰有横纹，掐之复迟者愈迟。

【适用方药】 地黄丸加牛膝、当归、续断、肉桂主之。

【理疗措施】 后溪推上，或开天门法。

（三）**肾经兼见心证**

【小儿手诊】 手暗、皮肤红淡黑，甲灰暗，掐之恢复稍迟。指纹脉络隐，纹色红淡黑，推之复迟。

【辨证论治】 肾阳虚，心肾不交。惊风，失音、不语。宜补肾、镇心、安神。囟填、丁奚哺露者，耳焦，舌烂咽干，口小脐小者愈迟。

【适用方药】 地黄丸加石菖蒲、柏子仁、远志。

【理疗措施】 小指补肾，或掐承浆法。

（四）**肾经兼见脾证**

【小儿手诊】 手暗、肤色黑淡黄；甲暗、色淡黑，掐之恢复稍迟；指纹脉络显，纹暗，纹色黑淡黄，推之复迟。

【辨证论治】 肾气不足，则肾气化不良，吐泻及变痢疾。宜补肾、清热。虚羸、解颅、囟陷、羸瘦、指枯、唇淡、耳透黄者愈迟。

【适用方药】地黄丸加黄连、黄柏、车前子、干姜主之。

【理疗措施】大肠侧补推虎口，或拿肚角法。

（五）肾经兼见肺证

【小儿手诊】手暗、肤色暗灰。甲暗、色淡灰，掐之恢复稍迟。指纹脉络显，纹暗，纹色黑淡白，推之复迟。

【辨证论治】咳嗽痰中有血。肾阳不足，气化不利则咳逆、喘息、水肿、尿少。宜补肾。解颅、虚羸、耳透白、鼻干、甲薄有白斑、月牙毛糙偏大者愈迟。

【适用方药】地黄丸主之。

【理疗措施】小指补肾，或揉肺俞穴。

（六）肾阳虚

【小儿手诊】手皮肤黑淡青。甲淡黑，掐之恢复稍迟。指纹脉络隐，纹色黑淡青，推之复迟。

【辨证论治】肾阳虚生寒。小儿怕冷，烦躁自汗。温补肾阳，强骨补气，健脾。手、甲、指纹脉络皆华者易治。手、甲、指纹脉络皆暗，体胖甲薄，月牙偏大者愈迟。虚羸、丁奚哺露、指纹脉络暗，甲薄、眶黑、掌小指长者愈迟。

【适用方药】鹿角、山药、枸杞子主之。

【理疗措施】小指补肾，或运太阳法。

（七）肾阴虚

【小儿手诊】手皮肤灰淡白，甲黑淡白，掐之恢复迅速。指纹脉络显，纹暗，纹色黑淡白，推之易复。

【辨证论治】肾阴虚则生热。小儿怕热、盗汗、精神欠佳。宜滋阴补肾。手、甲、指纹脉络皆华，甲有光泽、口大、脐大偏下者易治。虚羸，解颅，手、甲、指纹脉络皆暗，耳枯黄者愈迟。

【适用方药】地黄丸主之。

【理疗措施】后溪推上，或退六腑法。

（八）肾热

【小儿手诊】手皮肤白淡灰；甲黑淡紫，掐之恢复迅速；指纹脉络显，纹色黑淡紫，推之易复。

【辨证论治】小儿多饮，舌燥，咽干，咳喘、身热恍惚、手热，出汗。宜解表、敛阴、补脾。手、甲、指纹脉络华者，宜解表。手、甲、指纹脉络皆暗者，宜补脾敛阴。囟填、耳黄、目黑、甲薄、丁奚哺露者愈迟。

【适用方药】牡蛎、白术、甘草主之。

【理疗措施】涌泉穴揉推，或退六腑法。

（九）肾虚

【小儿手诊】手皮肤暗黑；甲淡黑、掐之恢复稍迟；指纹脉络显，纹色黑淡青者虚寒。纹色黑淡白者为虚热。纹华、推之易复者证轻，纹暗、推之复迟者证重。

【辨证论治】肾精气不足，气化功能失常，二阴失调。尿赤、尿浊、畏明、舌红、面肿、脚踝肿。宜滋阴补肾。手骨少、肉少，解颅、囟填、发稀、面黑、目无光者，耳透黄，甲月牙毛糙偏大者皆愈迟。

【适用方药】以地黄丸主之。

【理疗措施】捧耳摇头，或运水入土法。

附：五脏证候饮食

一、五脏证候宜食之味

《素问·脏气法时论》："肝色青，宜食甘，粳米牛肉枣葵皆甘。"其他如沙棘、苹果、香蕉、绿叶蔬菜、西红柿、山楂、鸡蛋、鱼、虾、瘦肉、燕麦等皆宜食。

《素问·脏气法时论》："心色赤，宜食酸，小豆犬肉李韭皆酸。"其他如菠菜、香蕉、苹果，牛奶、鱼、虾、瘦肉等皆宜食。

《素问·脏气法时论》："肺色白，宜食苦，麦羊肉杏薤皆苦。"其他如萝卜、百合、菠菜、山药、燕窝、雪梨、枇杷、橙子等皆宜食。

《素问·脏气法时论》："脾色黄，宜食咸，大豆豕肉栗藿皆咸。"其他如粳米、籼米、薏、栗子、山药、扁豆、胡萝卜、土豆、葡萄、橙子、苹果、桃子、蜂蜜、鸡肉、猪肚、牛肉、鲑鱼等皆宜食。

《素问·脏气法时论》："肾色黑，宜食辛，黄黍鸡肉桃葱皆辛。"其他如猪肉、牛肉、羊肉、西瓜、蜂蜜、萝卜、香蕉、梨、苹果、草莓、柠檬等皆宜食。

二、五脏证候禁食之味

《素问·宣明五气》篇载："五味所禁：辛走气，气病无多食辛；咸走血，血病无多食咸；苦走骨，骨病无多食苦；甘走肉，肉病无多食甘；酸走筋，筋病无多食酸。是为五禁，无令多食。"

肺主气，肺病不可食辛：包括辣椒、葱、韭菜、洋葱、蒜、芥末、胡椒、生姜。另有油炸食品、腌制食品、熏制食品、酱制食品、酱油、调料等皆不可食。

心主血，心病不可食咸：包括动物内脏，虾、鱼子、鱿鱼、螃蟹、腌制食品、熏制食品、酱制食品、酱油、调料、巧克力等皆不可食。

肾主骨，肾病不可食苦：包括苦瓜、鸡蛋、牛奶、豆浆、海鲜、香蕉、橙子、乳酪、瓜子、动物内脏、腌制食品、熏制食品、酱制食品、酱油、调料等皆不可食。

脾主肉，脾病不可食甘：除甜食外，其他还有辣椒、葱、洋葱、蒜、芥末、胡椒、苦瓜、茄子、空心菜、苋菜、芹菜、莴苣、香蕉、枇杷等皆不可食。

肝主筋，筋病不可食酸：除酸味食物外，其他还有久放食品、发酵食品、含酒精食品、螃蟹、腌制食品、熏制食品、酱制食品、酱油、调料、葱、洋葱、生姜、蒜、芥末、胡椒等皆不可食。

第三节　伤风

一、肺经不足

【小儿手诊】手暗、皮肤暗；甲白淡灰，掐之恢复稍迟；指纹脉络隐，纹色白淡黑，推之复迟。

手、甲、指纹脉络皆华者，甲掐之恢复迅速，指纹脉络推之易复者病在表。

手、甲、指纹脉络皆暗者，甲掐之恢复稍迟，指纹脉络推之复迟者病在里。

【辨证论治】咳嗽喘息，不得安卧，食少气短，身热干呕，身重声哑。宜温散风寒，敛肺止咳。虚羸、解颅、囟陷、龟胸、甲薄、指纹脉络黑重者愈迟。

【适用方药】细辛五味子汤主之。

【理疗措施】旋推止咳，或揉肺俞穴。

二、伤风瘟疫

【小儿手诊】手皮肤暗紫；甲紫，掐之恢复迅速；指纹脉络显，纹色紫红，推之易复。

手、甲、指纹脉络皆华者，推之易复者，甲掐之恢复迅速者病在卫。指纹脉络暗，甲掐之恢复稍迟，指纹脉络推之复迟者病在血。解颅、囟填、手、甲、指纹脉络皆暗，甲掐之恢复迟者，指纹脉络透指透甲者危。

【辨证论治】温病初起，身热气粗，渐见痰实壅嗽，疹痘壮热。宜祛风化痰，健脾和胃。

【适用方药】抱龙丸主之。

【理疗措施】肺俞穴重揉，或推揉膻中穴。

三、风热壅盛

【小儿手诊】手皮肤灰紫；甲淡紫，掐之恢复迅速；指纹脉络显，纹色紫淡青，推之易复。

手、甲、指纹脉络皆华者，甲掐之恢复迅速者。指纹脉络推之易复者病在卫，可重利水消肿。

手、甲、指纹脉络皆暗，甲掐之恢复稍迟者，指纹脉络推之复迟者，属于热毒闭肺不可重利。

【辨证论治】外感风热，喉中痰鸣，咳喘气粗，腮赤颊红，小便红赤，咽喉壅塞，烦躁多渴，大便不通，壮热发狂。宜解毒祛痰，利水消肿。解颅、囟填、龟胸，指纹脉络紫黑至命关者，属于热毒攻心病已入血，危。

【适用方药】金星丸主之。

【理疗措施】针刺承浆、少商、十宣、定喘。精威拿紧，或推揉膻中穴。

四、风热

【小儿手诊】手皮肤灰紫；甲淡紫，掐之恢复迅速；指纹脉络显，纹色紫，推之复速。手华、甲暗红者证在卫气；甲暗、掐之恢复稍迟者，指纹脉络暗，推之复迟者证在血。

【辨证论治】风邪犯表，肺气失和，咳嗽，痰逆喘满，风邪犯心则心惊悸动。解内热，消毒气。囟填，指纹脉络淡青，甲掐之恢复迟缓者，指纹脉络过三关者危。

【适用方药】生犀散主之。

【理疗措施】针刺少商、十宣。或水底捞月，运八卦法。

五、喘风

【小儿手诊】手皮肤紫淡青；甲紫淡青，掐之恢复迅速；指纹脉络显，纹暗，色紫淡青。手、甲华者，指纹脉络推之易复者病在卫。手、甲、指纹脉络皆暗者，甲掐之恢复稍迟者，指纹脉络推之复迟者病在血。

【辨证论治】外感风邪，肺气胀逆，喘咳、惊悸、发热。宜祛风、定惊、化痰、止咳。囟填、目青、唇干、项强者危。

【适用方药】天麻定喘汤主之。

【理疗措施】针刺定喘，黄蜂入洞，或运八卦法。

六、惊风发热

【小儿手诊】手肤色灰红，甲淡紫，掐之恢复稍迟。指纹脉络显，纹色紫淡青，推之复速。

手、甲、指纹脉络皆华者证在表。手、甲、指纹脉络皆暗者，甲掐之恢复稍迟者，指纹脉络推之复迟者证在里。

【辨证论治】外感风邪，内蕴湿热。身体壮热，多睡惊悸，手足抽搐，精神不佳，咳喘痰涎不利。宜凉风化痰，解热止咳，安神。虚羸、囟填、唇青、面青者危。

【适用方药】天麻防风丸主之。

【理疗措施】针刺承浆、少商、十宣。黄蜂入洞，或推揉膻中穴。

七、风热疮疹

【小儿手诊】手皮肤淡紫，甲淡紫，掐之恢复迅速。指纹脉络显，纹色紫。手、甲皆华，指纹脉络推之易复者风邪在卫。手暗、甲暗掐之恢复稍迟者，指纹脉络淡黑，推之复迟者，风邪入营血。

【辨证论治】热毒内蕴，充斥肌表。头痛壮热，目涩多睡，咳嗽气喘，鼻塞流涕，口舌生疮，皮肤疮疹。可清热补虚，化痰止咳。虚羸、丁奚哺露、耳透黄、目赤者愈迟。

【适用方药】惺惺散主之。

【理疗措施】重揉手背，或运太阳法。

八、伤风痰盛

【小儿手诊】手皮肤紫，甲紫，掐之恢复迅速。指纹脉络显，纹色淡紫，推之易复。手、甲皆华者风在表，宜发散。

【辨证论治】寒热往来，壮热怕风，头痛身痛，头昏胸满，咳嗽喘逆，鼻涕黏稠。宜发散风寒，降气化痰。指纹脉络暗，推之复迟，甲掐之恢复稍迟者，虚羸、囟填、耳黄唇白者愈迟。

【适用方药】金沸草散主之。

【理疗措施】针刺承浆、少商、十宣。肺俞穴重揉或推揉膻中穴。

九、外感风邪

【小儿手诊】手皮肤暗红；甲暗红，掐之恢复迅速；指纹脉络充，纹色紫淡红，推之易复。指纹脉络推之复易，手、甲皆华者风在表。手暗、甲暗掐之恢复稍迟者，指纹脉络暗，推之复迟者风邪入里。

【辨证论治】头痛目眩，鼻塞声重，咳嗽多痰，胸闷气短。宜发汗解表，宣肺止咳。嗞煎嗞哇者愈迟。

【适用方药】三拗汤主之。

【理疗措施】针刺关元、太渊。推上三关，或掐揉百会法。

十、外感风寒

【小儿手诊】手皮肤灰红；甲暗红，掐之恢复迅速；指纹脉络隐，纹色淡紫，推之易复。甲华，指纹脉络推之易复者风邪在卫。指纹脉络暗，纹色紫淡青，推之复迟者，甲掐之恢复稍迟者风邪入营血。

【辨证论治】风寒外束，壮热烦躁，鼻塞多涕，惊悸自汗，肢体疼痛。解表和中为主。

【适用方药】和解汤主之。

【理疗措施】天河引水，或开天门法。

十一、伤风手足冷

【小儿手诊】手皮肤黄，甲淡黄，掐之恢复稍迟。指纹脉络隐，纹色黄淡红，推之复迟。

【辨证论治】风寒伤脾，脾胃虚弱，腹痛泻痢，神倦面黄，疳积腹大，不思乳食，消瘦。宜温中理气，健脾止泻。手华、甲华者，口大、脐大者易治。手、甲、指纹脉络皆暗者，虚羸、囟陷、龟胸、丁奚哺露者愈迟。

【适用方药】益黄散主之。

【理疗措施】补大肠侧推虎口，或揉中脘法。

十二、伤风自利

【小儿手诊】手皮肤黄淡青；甲暗，色黄淡青，掐之恢复稍迟；指纹脉络显，纹色黄淡青，推之复迟。

手、甲、指纹脉络皆华者，风在表，可清热。

手、甲、指纹脉络皆暗者，甲掐之恢复稍迟者，囟陷、目青、耳黄、指纹脉络过三关者危。

【辨证论治】筋脉抽搐，涎盛不安，下利清谷，腹痛食少。宜温中健脾，清热镇惊。

【适用方药】大青膏，调中丸主之。

【理疗措施】涌泉右转不揉，或拿肚角法。

十三、伤风腹胀

【小儿手诊】手皮肤灰黄；甲黄淡白，掐之恢复稍迟；指纹脉络隐，纹色黄淡白，推之复迟。手、甲、指纹脉络皆华者，甲掐之回复迅速者，脐大指短者易治。

【辨证论治】伤风脾虚，腹胀腹大，手足冷，面青气急，疳泻黄瘦。宜补脾去胀，温中行气。指纹脉络暗，眶陷面㿠白，甲掐之恢复稍迟者，虚赢、囟陷、丁溪哺露者危。

【适用方药】塌气丸主之。

【理疗措施】泻推大指脾面，或拿肚角法。

十四、伤风下后余热

【小儿手诊】手皮肤灰黄；甲黄淡白，掐之恢复迅速；指纹脉络显，纹色黄淡白，推之易复。手、甲、指纹脉络暗者，甲掐之恢复稍迟者，虚赢、囟陷、脐小偏上者，耳透黄者，愈迟。

【辨证论治】发热鼻塞，潮热盗汗，面色萎黄，食欲不振，口吐酸水。宜补脾养胃，温中祛寒。

【适用方药】白术散主之。

【理疗措施】涌泉右转揉推，或退六腑法。

十五、伤风吐泻

【小儿手诊】手皮肤灰白；甲淡黄，掐之恢复迅速；指纹脉络隐，纹色黄淡白。手、甲华，指纹脉络推之易复者风邪在表，宜清热。

皮肤灰暗，甲淡青，掐之恢复稍迟。指纹脉络显，纹色黄淡青，手、甲、指纹脉络皆暗者，指纹脉络推之复迟者，风邪已入营血有惊，宜补脾温中，镇惊。

【辨证论治】伤风寒邪犯脾，睡多气粗露睛，呕吐腹泻，大便黄或白或青，叹气，身或热或凉。宜补脾温中，清热镇惊。露睛，甲青、脐小、口小，耳透白者愈迟。惊悸、囟陷、皮肤萎、虚羸者危。

【适用方药】白术散、益黄散主之，身热者大青膏。

【理疗措施】补推大指脾面，或拿肚角法。

十六、伤风后发搐

【小儿手诊】手皮肤暗紫；甲暗紫，掐之恢复迅速；指纹脉络显，纹色紫淡青，推之易复。

【辨证论治】胎禀不足，外感风寒，邪扰经络。口中气出热，哈欠、顿闷、手足动摇。发散为主。囟填、耳透黄、甲薄、脐小偏上者易兼证。

【适用方药】大青膏主之。

【理疗措施】针刺承浆、少商、十宣。运太阳法，或天河引水。

十七、卒暴中风

【小儿手诊】手华、肤色灰紫；甲紫，掐之恢复迅速；指纹脉络充，纹色青淡紫，推之易复者表证。手暗青、甲青，掐之恢复稍迟，指纹脉络显，纹色紫青，推之复迟者证在里。

【辨证论治】痰涎壅塞，牙关紧闭，不省人事，药不得下咽。宜祛风通窍，止惊。囟填、虚赢、项强、眶黑者危。

【适用方药】通关散主之。

【理疗措施】掐人中、小天心，按委中，针刺合谷。针刺人中、承浆、少商、十宣。牙关失紧，口张开后可按委中，或掐人中穴。

十八、急惊风变证

【小儿手诊】手华，肤色淡黑；甲紫淡黑，掐之恢复稍迟；指纹脉络显，纹色紫淡黑，推之易复者易治。

手暗皮肤淡黄，甲黄淡黑，掐之恢复稍迟；指纹脉络隐，纹色黄淡黑，推之复迟，解颅，囟填、囟陷、虚赢、耳透黄，甲有横纹者愈迟。

【辨证论治】惊久成痫，或一月一发，或一年一发。按病证辨证论治。

【适用方药】凉惊丸、地黄丸主之。

【理疗措施】灯火十三，或推五指法。

第四节　诸疳证

宋·钱乙《小儿药证直诀》载：

"疳在内，目肿、腹胀、利色无常，或沫青白，渐瘦弱，此冷证也。

疳在外，鼻下赤烂，目燥，鼻头上有疮不著痂，渐绕耳生疮。"

诸疳，皆依本脏补其母及与治疳药，冷则木香丸，热则胡黄连丸主之。

一、肝疳

【小儿手诊】手皮肤淡青；甲暗，色青淡黄，掐之恢复迅速；指纹脉络显，纹色青淡黄，推之易复者病轻，指纹脉络黑青者病重。

【辨证论治】乳食失调，肝经受热而致，白膜遮睛，眼睛昏暗。当补肾、补肝。解颅、囟陷、囟填、虚羸，手、甲、指纹脉络皆暗者，甲无光泽有横纹，掐之恢复稍迟者愈迟。指纹脉络华者，甲掐之恢复迅速者，口大、脐大者易治。

【适用方药】地黄丸，鼻疮者兰香丸。

【理疗措施】捧耳摇头，或运土入水法。

二、心疳

【小儿手诊】手皮肤暗，色红淡黄；甲暗、色红淡黄，掐之恢复稍迟；指纹脉络充，纹色红淡黄，推之易复。手、甲、指纹脉络皆华者，甲掐之恢复迅速者，指纹脉络推之易复者宜清热泻心。

【辨证论治】心经郁热，乳食失调所致，又名惊疳，面黄颊赤，身壮热，烦躁，有汗，肌肉消瘦，小便赤涩。当补心，补肝，清热泻心。病久心气不足者，手、甲、指纹脉络皆暗者，甲掐之恢复稍迟者，指纹脉络推之复迟者宜理脾补心。囟门晚闭，精神萎靡，口舌生疮，虚赢、耳黄者愈迟。

【适用方药】安神丸主之。

【理疗措施】涌泉右转揉推，或运太阳法。

三、脾疳

【小儿手诊】手华，肤色白淡黄；甲华，色淡黄，掐之恢复迅速；指纹脉络隐，纹华，纹色淡黄，推之易复者病轻。指纹脉络白淡黄，甲掐之恢复稍迟，指纹脉络推之复迟者病重。

【辨证论治】胎禀不足，或脾胃损伤，运化失调而疳积。体黄腹大，面黄发枯，精神萎靡，食土癖。当补心，补脾。虚赢、解囟、囟陷，手、甲皆暗，甲薄无光有横纹，手骨肉皆少，口小，脐小偏上者皆愈迟。

【适用方药】益脾散主之。

【理疗措施】补推大指脾面。

四、肾疳

【小儿手诊】手如鸡爪，肤色灰黑，甲薄白淡黑，掐之恢复稍迟。指纹脉络隐，纹色白淡黑，推之复迟。纹色黑淡黄或黑青者病重。

【辨证论治】乳食失调，伏热内阻所致，消瘦，脊如锯齿，肋骨可数，身有疮疥。当补肺，补肾。手、甲、指纹脉络皆暗，面黑目陷，头颅大，脐小，耳透白，虚羸、解颅、囟陷、丁奚哺露者不治。

【适用方药】地黄丸主之。

【理疗措施】小指补肾，或灯火十三。

五、肺疳

【小儿手诊】手皮肤浅白，甲淡白，掐之恢复迅速。指纹脉络略显，纹华，纹色白淡红，推之易复者病轻。手、甲、指纹脉络皆暗者，纹隐，纹色黑淡白推之复迟者，甲掐之恢复稍迟者病重。

【辨证论治】口舌生疮，气喘，咳痰流涎。当补脾，补肺。龟龄、解颅、身有红疹者愈迟，耳后痰结成核（淋巴结肿大）者愈迟。

【适用方药】益黄散主之，或胡黄连丸主之。

【理疗措施】大肠侧补推虎口，或运八卦法。

六、筋疳

【小儿手诊】手青皮皱，甲灰青，掐之恢复稍迟。指纹脉络隐，纹华，纹色淡青，推之复迟。手、甲、指纹脉络皆暗者，纹色青淡黑者病重。

【辨证论治】久泻，便血、消瘦、筋露。当补肾，补肝。解颅、囟陷、发稀，发枯甲薄无光，有横纹者愈迟。丁奚哺露、虚羸者不治。

【适用方药】地黄丸主之。

【理疗措施】捧耳摇头，或运土入水法。

七、骨疳

【小儿手诊】手皮肤萎缩，潮红；甲淡黑，掐之恢复迅速；指纹脉络显，纹华，纹色淡黑，推之易复。指纹脉络暗，纹色青黑，推之复迟者，甲掐之恢复稍迟者危。

【辨证论治】手脚热，喜凉。补肾为主，补肺健脾辅之。口大、脐大者易治，眶黑、甲薄无光泽者愈迟，丁奚哺露者不治。

【适用方药】地黄丸主之。

【理疗措施】捧耳摇头，或小指补肾。

第五节　伤寒

清·沈金鳌《幼科释谜》载："汉张仲景，创论伤寒。六经分治，阴阳并观，传变不一，贵探其原。表则易治，里岂易瘥。三阳为表，里症常兼；三阴为里，表症亦繁。"从古人对伤寒的描述看，伤寒病证具有复杂的转化特点，表里相兼，寒热相兼，阴阳相兼……在儿科更是无常规可循。因此儿科伤寒的辨证论治必须随机应变。

一、伤寒表证

【小儿手诊】手皮肤暗红，甲暗红，掐之恢复迅速。手华，指纹脉络华，纹色紫淡红，推之易复者表实。有汗，手皮肤暗红，甲淡紫，掐之恢复稍迟。指纹脉络显，纹色紫，推之复迟者表虚。

【辨证论治】太阳病，风寒外束，营卫失调。头痛，发热、身痛、恶风无汗，属表实证。恶寒、恶风者当发表；气盛便秘，指纹脉络紫者可攻里。口大、脐大偏下，掌大指短者易治。

【适用方药】麻黄汤、四逆汤主之。

【理疗措施】推上三关，或掐风池法。

二、伤寒瘟疫

【小儿手诊】手皮肤暗紫，甲暗紫，掐之恢复迅速。指纹脉络充，纹色淡紫，推之易复者证在表。手、甲、指纹脉络皆暗，纹色黑青，甲掐之恢复稍迟者，指纹脉络推之复迟者证在里。

【辨证论治】寒温相持，头痛，身热，肢体酸痛，瘾疹不发。以发散为主。甲厚有光无纹者，口大者易治，耳黄甲黑者愈迟。

【适用方药】升麻汤主之。

【理疗措施】推上三关，或推坎宫法。

三、伤寒中风

【小儿手诊】手皮肤灰红，甲红淡紫，掐之恢复迅速。指纹脉络充，纹色红，手、甲皆华，指纹脉络推之易复者表实。

汗出，手暗紫，甲紫，指纹脉络暗，纹色红淡紫，推之复迟，甲掐之恢复稍迟者表虚。

【辨证论治】腠理不固，风伤卫表。壮热，怕冷、肢体痛、鼻干，入睡难。以发散为主。面红者易治，嗞煎嗞哇、面㿠白者愈迟。

【适用方药】升麻汤加柴胡主之。

【理疗措施】黄蜂入洞，或掐风池法。

四、伤寒温病

【小儿手诊】手皮肤灰红，甲红淡青，掐之恢复迅速。指纹脉络显，纹色红淡青，推之易复。手华，指纹脉络推之易复者在表。手、甲、指纹脉络皆暗，纹色灰青，推之复迟者，甲掐之恢复稍迟者在里。

【辨证论治】寒邪袭表，营阴郁滞。头痛，项强、畏寒、肢体拘急，骨节痛、无汗、怕风。宜驱寒、解肌。面赤者易治。解颅、囟填、丁奚哺露，面青目赤者，顿闷叹气者愈迟。

【适用方药】解肌汤主之。

【理疗措施】针刺印堂、中枢、十宣。推上三关，或掐二扇门法。

五、暴热伤寒

【小儿手诊】手皮肤紫淡黄，甲紫淡黄，掐之恢复稍迟。指纹脉络显，纹色紫淡黄，推之复迟。

【辨证论治】寒热错杂，厥热胜复。壮热，头痛，呕吐、腹泻或泻痢。宜健脾化湿，温胃止吐，可泻下。手、甲、指纹脉络皆暗者，纹色黑青者勿泻。甲黑、掐之恢复迟者。囟陷、唇紫、耳枯、手皮肤萎者愈迟。

【适用方药】调中汤主之。

【理疗措施】天河引水，或运土入水法。

六、夏月伤寒

【小儿手诊】手皮肤白淡红，甲淡红或紫，掐之恢复迅速。指纹脉络充，纹华，纹色白淡红，推之易复者在表。手、甲暗、指纹脉络色暗，纹色白淡紫，甲掐之恢复稍迟，指纹脉络推之复迟者在里。

【辨证论治】少阳病，正邪相持，病邪相争。干咳、口干、声嘶、失音、咽刺痛。宜清热解毒，消痰利咽。囟填、耳透白、甲白、耳后红斑者愈迟。

【适用方药】射干汤主之。

【理疗措施】推上三关，或掐承浆法。

七、伤寒少阴病

【小儿手诊】手皮肤灰红，甲黑淡白，掐之恢复迅速。指纹脉络隐，纹华，色黑淡白，推之易复。指纹脉络暗，纹色黑淡青，甲掐之恢复稍迟，指纹脉络推之复迟者危。

【辨证论治】邪犯少阴。咽痛，脉微，气喘，食欲不振。宜调和营卫，通阳敛阴。虚羸、解颅、囟陷，甲薄者愈迟。

【适用方药】半夏桂甘汤主之。

【理疗措施】肺俞穴重揉或推揉膻中法。

八、伤寒热病

【小儿手诊】手皮肤黑淡红，甲黑淡红，掐之恢复迅速。指纹脉络隐，纹华，纹色黑淡红，推之易复。指纹脉络暗，色淡黑，推之复迟，甲掐之恢复稍迟，多汗者愈迟。

【辨证论治】少阴热化证。头痛发热，口干咽燥，烦渴饮水，或吐或泻，小便不利。宜温阳利湿，化气行水。解颅、囟陷、虚羸、脐小偏上者愈迟。

【适用方药】五苓散，或桂枝汤主之。

【理疗措施】推上三关，或掐二人上马法。

九、伤寒风温

【小儿手诊】手皮肤紫淡黄，甲暗红，掐之恢复迅速。指纹脉络充，纹华，纹色黄淡紫，推之易复。手、甲、指纹脉络皆暗者，甲掐之恢复稍迟，指纹脉络推之复迟者愈迟。

【辨证论治】寒湿内盛。发热，头痛、咽干、胸腹满。宜发散。囟填，口小，脐小偏上者愈迟，耳透黄者愈迟。

【适用方药】葳蕤汤主之。

【理疗措施】推上三关，或推坎宫法。

十、伤寒太阳病

【小儿手诊】手皮肤暗红。甲红淡紫，掐之恢复迅速。指纹脉络显，手、甲、指纹脉络皆华，纹色红淡紫，推之易复者病在表。甲暗，掐之恢复稍迟，指纹脉络暗，纹色紫，推之复迟者病在里。

【辨证论治】外邪袭表。发热，恶寒、热多寒少，寒热往来，如疟。宜微发散温，解表。热多寒少者易治。囟填、寒多热少者，口唇淡白者愈迟。

【适用方药】桂枝麻黄各半汤主之。

【理疗措施】推上三关，或推坎宫法。

十一、伤寒阴证

【小儿手诊】手皮肤暗红，甲红淡灰，掐之恢复稍迟。指纹脉络隐，纹色红淡黑，推之复迟。手、甲、指纹脉络皆暗者、耳透白，甲灰白，唇淡黑，声沉不响者，虚羸、解颅、囟陷者、愈迟。

【辨证论治】少阳病，正邪相持，半表半里。吐呕，腹痛腹胀，手足厥冷，小便涩，汗出热不出。宜温中祛寒，回阳救逆。

【适用方药】四逆汤主之。

【理疗措施】大肠侧补推虎口，或掐二人上马法。

十二、伤寒中寒

【小儿手诊】手皮肤灰淡黄，甲暗黄，掐之恢复稍迟。指纹脉络隐，纹黄淡黑，推之复迟。

【辨证论治】少阴寒化证。胸肋逆满，心腹疼痛，恶心呕吐，饮食减少，烦闷气短，手足厥冷。宜温中健脾，散寒除湿。手、甲、指纹脉络暗，耳透白，甲白淡黄，口唇白淡黄者宜温中健脾。手华、甲华、指纹脉络华者宜散寒除湿。虚羸、囟陷，甲薄月牙偏大者愈迟。

【适用方药】理中汤主之。

【理疗措施】涌泉右旋揉推，或摩神阙法。

十三、伤寒气结

【小儿手诊】手皮肤灰红，甲淡紫，掐之恢复迅速。指纹脉络显，纹色紫，纹华推之易复。手、甲、指纹脉络皆暗者，纹紫黑，推之复迟者愈迟。

【辨证论治】邪入阳明，阳亢热极。寒热往来，大便秘结，腹满胀痛，饮食不下，绕脐刺痛，汗后如疟。宜泻热，散结。囟填、目赤、鼻干、脐小、耳透黄者愈迟。

【适用方药】白虎汤或小建中汤主之。

【理疗措施】肺俞穴重揉，或退六腑法。

十四、伤寒外热

【小儿手诊】手皮肤红淡紫，甲淡紫，掐之恢复迅速。指纹脉络充，纹色红淡紫，手、甲皆华，指纹脉络推之易复，自汗者阳虚。指纹脉络暗，纹色红淡青，推之复迟者，甲掐之恢复稍迟，盗汗者阴虚。

【辨证论治】外感寒邪。头痛，肢体酸痛，内寒外热，虚烦。宜温里散寒，解肌发表。囟门迟闭，两耳透黄者愈迟。

【适用方药】阴旦汤主之。

【理疗措施】重揉手背，或推坎宫法。

十五、伤寒夹实

【小儿手诊】手皮肤灰淡黄，甲淡黄，掐之恢复稍迟。指纹脉络显，纹色黄淡紫，推之复迟。手、甲、指纹脉络皆暗者勿重泻。手、甲、指纹脉络皆暗者，指纹脉络青淡黄者愈迟。

【辨证论治】脾阳不足，寒湿内盛。发热，呕吐、腹痛、气胀。宜祛痰消积，镇惊通便。腹痛游走者易治。囟门闭迟，大便不通，腹痛不移，按之痛剧者愈迟。

【适用方药】白饼子主之。

【理疗措施】肺俞穴重揉，或揉中脘法。

十六、伤寒夹惊

【小儿手诊】手皮肤青淡红，甲青淡红，掐之恢复稍迟。指纹脉络充，纹色青淡红，推之易复。手、甲、指纹脉络皆华者在表。手、甲、指纹脉络皆暗，纹色兼青，甲掐之恢复稍迟，指纹脉络推之复迟者在里。

【辨证论治】寒邪侵表，搏于气血，伤及心经。吐逆、壮热、气粗喘急。面赤自汗或惊叫无汗，瘾疹身痒。宜滋阴清热，除蒸敛汗。虚羸、解颅、囟填、项强、脐小、口小者愈迟。指纹脉络直透三关者危。

【适用方药】麦煎散主之。

【理疗措施】涌泉右转揉推或退六腑法。

十七、肺感寒邪

【小儿手诊】手皮肤白淡红，甲白淡红，掐之恢复迅速。指纹脉络隐，纹色白淡红，推之易复。手、甲、指纹脉络皆华者在表。指纹脉络暗，纹色白淡黑，推之复迟者在里。

【辨证论治】风寒犯肺。咳嗽上气，胸膈烦满，声重鼻塞，痰气不利。宜宣肺化痰，和中平喘止咳。目青、耳后有红斑者，皮肤有齿痕者愈迟。

【适用方药】华盖散主之。

【理疗措施】推上三关，或推揉膻中法。

十八、伤寒大汗

【小儿手诊】手诊皮肤紫淡红，甲淡紫，掐之恢复稍迟。指纹脉络显，纹色红淡紫，推之复迟。手、甲、指纹脉络皆华，指纹脉络推之易复者在表。手、甲、指纹脉络皆暗，甲淡灰，掐之恢复稍迟。指纹脉络显，纹色淡黑，推之复迟者在里。

【辨证论治】阳明病，阳亢热极，寒邪入里化热。心胸大烦，渴欲饮水，表里俱热，身热舌燥，汗出连绵，恶风。宜清热生津。解颅、囟陷、耳透黄、目下陷者愈迟。

【适用方药】白虎汤主之。

【理疗措施】泻推大指脾面。

第六节　杂病

一、脐风（破伤风）

【**小儿手诊**】手华皮肤紫，甲华淡紫，掐之恢复迅速。指纹脉络华、淡紫，指纹脉络推之易复者，速治可活。手暗，皮肤青紫，甲暗黑，掐之恢复迟者。指纹脉络暗青紫，囟填、唇黑、指纹脉络推之复迟者百不生一。

【**辨证论治**】水湿风寒所乘或胎中热毒壅盛。断脐带后3日内撮口、噤口、吮乳无力，眉心黄，口紧舌强，撮口苦笑。宜息风止痉，或清热解毒。撮口苦笑面容者为中医危症，不治。

【**适用方药**】白僵蚕散，或大连翘汤主之。

【**理疗措施**】针刺人中、承浆、少商、十宣。

二、胎寒（类似灰婴综合征）

【**小儿手诊**】手皮肤紫，甲紫，掐之恢复迅速。指纹脉络显，纹色紫，推之易复。手如鸡爪，色灰暗，甲暗青，掐之恢复稍迟。指纹脉络隐，纹色灰青，推之复迟者危。

【**辨证论治**】母取冷过度，冷气入胞伤及胎儿，或母孕期寒邪入内。出生通面皆青如靛染，口不吮乳，昏迷不啼哭。宜温里驱寒。

【**适用方药**】理中汤主之。

【理疗措施】反复捏双脚倒提，轻击涌泉穴直至啼哭。

三、胎热（类似羊水污染）

【小儿手诊】手皮肤赤，甲红，掐之恢复迅速。指纹脉络显，纹色深红，推之易复者可治。手暗，皮肤灰紫，甲紫，掐之恢复迟者。指纹脉络隐，纹暗，纹色青紫推之复迟者预后不良或不治。

【辨证论治】母摄取辛、热、肥、膏过度伤及胎儿，或母孕期被热毒所侵。出生时通面大红，或深红而燥，口出热气，舌红紫肿，小便短赤，大便不通，目赤不能吮乳。宜利心经，解邪热。

【适用方药】大连翘饮主之。

【理疗措施】天河引水，或掐二人上马法。

四、胎毒发丹（荨麻疹、湿疹）

【小儿手诊】手皮肤红，甲淡红，掐之恢复迅速。指纹脉络显，纹色红，推之复速者毒在表。手骨肉皆少，色暗，甲白暗，掐之恢复稍迟者。指纹脉络隐暗，纹色淡白，推之复迟者丹毒犯里。

【辨证论治】先天因素：母摄取辛、热、油腻过度伤及胎儿，或母热盛体质。后天因素：衣服被褥不洁，或过度清洗引起皮肤损害，或用洗涤剂伤及皮肤黏膜皆可引起。患儿皮肤出现风团、风疹、周身可发，部位不定，重者有片状结痂。宜利心经，解邪热。耳后红斑者，鼻塞眼红而痒者，尿有酸腐气味者皆愈迟。

【适用方药】湿疹方（秘）大连翘饮主之，或三黄酊外用。

【理疗措施】天河引水，加推上三关。

五、胎惊（新生儿抽搐）

【小儿手诊】手华、皮肤灰红，甲紫红，掐之恢复迅速。指纹脉络显，纹华，纹色紫，推之易复。手暗，皮肤灰青，甲紫青，掐之恢复稍迟。指纹脉络显，纹暗，纹色青紫推之复迟者大危。

【辨证论治】孕妇忿、怒、惊、恐，或嗜欲或感风邪伤及胎儿。婴儿面青，抽搐，身热，口噤，项强。宜利惊，消痰，除热。囟填、头大形异，二目间距或大或小者，反复发作者预后不良。

【适用方药】解惊方（秘）、利惊丸主之。

【理疗措施】针刺十宣、印堂；水底捞月或掐风池法。

六、胎黄（新生儿黄疸）

【小儿手诊】手皮肤灰黄，甲淡黄，掐之恢复迅速。指纹脉络显，纹色黄淡红，推之复速。

【辨证论治】阳黄者色泽鲜明如橘，属湿热蕴于脾胃，肝胆疏泄失常，致胆汁外溢。阴黄者色泽晦暗，经久不退，属于婴儿肝胆禀赋不足，一身皆黄，面目爪甲俱黄，小便着物皆黄。宜利湿退黄。阴黄者，手、甲和指纹脉络皆暗，甲掐之恢复稍迟，耳透白，腹大如鼓者愈迟。

【适用方药】胎黄方（秘）或茵陈五苓散主之。

【理疗措施】针刺下关；后溪推上，或推五指法。

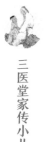
七、潮热（间歇热）

【小儿手诊】手皮肤大多暗红，甲以紫淡红为主，掐之恢复迅速。指纹脉络大多紫，推之易复者病在卫。病入营血者则手暗，甲掐之恢复稍迟，指纹脉络暗，推之复迟。

【辨证论治】潮热有时，依时发热，过时即退。血气壅实，五脏生热，熏发于外，属于实热。荣热、卫热、瘴气热、脾热、胃热、疟热、邪热、癖热、痞热皆有潮热表现。宜清热和胃为主。颈间、颌下痰核（淋巴结肿大）硬肿、解颅、囟填、项强、目红者愈迟。

【适用方药】梨浆饮子主之。

【理疗措施】针刺百会、风池、内关；水底捞月或运太阳法。

八、壮热（弛张热）

【小儿手诊】手皮肤暗紫，甲紫，掐之恢复迅速。指纹脉络显，纹色红紫，推之易复者在表，指纹推之复迟者在里。

【辨证论治】壮热者，因热气盛熏发于外，高热不退，常热不止。脏腑不调，内有伏热，气行壅塞者则大便黄臭，或酸臭。宜清热解毒，化痰开窍，息风止痉；中寒者宜温脾和胃。

【适用方药】牛黄散主之。内有伏热者宜理中汤。神迷、囟填、项强、热极吐、嗞煎嗞哇者危。

【理疗措施】针刺百会和风池；推下六腑或掐风池法。

九、吐乳（溢乳）

【小儿手诊】手皮肤淡黄，甲淡白，掐之恢复迅速。指纹脉络显，纹色黄淡红，推之易复。手暗，皮肤青，甲青，掐之恢复稍迟者，指纹脉络显，纹色暗青，推之复迟者肝热。

【辨证论治】乳食不节，积滞中脘，或温热时邪，伏于肠胃，胃热则气逆，吐泻不思饮食，或风寒之气客入肠胃，致胃寒气逆，或脾胃禀赋虚弱，中阳不足，或母过食寒凉生冷，致乳寒，或肝热皆可引起吐乳。宜健脾理气。虚羸、解颅、囟陷者愈迟。

【适用方药】异功散主之。

【理疗措施】针刺承浆、大敦；推大指脾面或拿肚角法。

十、热极吐（喷射状呕吐）

【小儿手诊】手皮肤灰紫，甲暗，掐之恢复迅速。指纹脉络显，纹色紫，推之易复。手暗、色青、甲暗青，掐之恢复稍迟者，指纹脉络显，纹暗，纹色青紫，推之复迟者，易肝风内动，危。

【辨证论治】热极吐者多为热毒燔盛，冲逆奇恒之腑脑髓，引起肝风内动所致。项强，口噤咬牙，大热发渴，时有抽搐，大便秘。胃气虚寒，痰饮内阻，二便闭者为癃闭之征，属于危症。腹满胀痛，呕吐酸腐者为饮食停滞。宜通腑泻热，软坚散结。吐血、耳黄、唇白、脐小偏上者愈迟。烦躁、囟填、项强、寒颤者危。

【适用方药】大承气汤主之。

【理疗措施】针刺承浆、曲池，或涌泉右转不揉。

十一、寒吐（呕吐）

【小儿手诊】手皮肤灰白，甲白，掐之恢复稍迟。指纹脉络多隐，纹色黄淡红，推之复迟。

【辨证论治】儿脾胃虚寒，或母寒气入乳。朝食暮吐，乳食不化，吐物不酸不臭不腐，唇白肢冷，吐食，但食乳。宜理中健脾，散寒除湿。口大脐大者易治，口小脐小偏上者愈迟。

【适用方药】理中汤主之。

【理疗措施】针刺承浆；补推大指脾面。

十二、霍乱吐泻（急性肠胃炎）

【小儿手诊】手皮肤淡白，甲黄淡紫，掐之恢复迅速。指纹脉络隐，纹色黄淡紫，推之易复。手皮肤暗，甲紫，掐之恢复稍迟者。指纹脉络显，纹色紫暗，推之复迟者为逆证、重症。

【辨证论治】邪在上焦则吐，邪在中焦即吐又泻，邪在下焦则泻而不吐。阴阳痞格者阴阳反戾，清浊相干。

外因所致者：因风者则恶风有汗，因寒者则恶寒无汗，因湿者重着，因暑者热烦。

内因所致者：元气不足，痞隔满闷，身热，恶寒，多睡能乳，饮水不止，大便黄水。

宜温中祛寒，固表止汗。手、甲、指纹脉络皆暗者，耳透黄，脐小，囟门迟闭、囟陷者愈迟。

【适用方药】白术散主之。

【理疗措施】针刺承浆、玉液；补推大指脾面或揉中脘法。

十三、泻痢（细菌性痢疾）

【小儿手诊】手皮肤多灰暗，甲淡紫，掐之恢复迅速。指纹脉络显，纹色多淡紫，推之易复，指纹脉络偶有紫者。

【辨证论治】实者起病急骤，病程短，腹痛胀满，痛而拒按，痛时里急后重欲便，便后即缓解。虚者起病缓慢，病程长，腹痛绵绵，痛而喜按，痛时里急后重欲便，便后不缓解，坠胀尤甚。热者身热面赤，口渴喜饮，下脓痢血便鲜红，赤多白少，痢下黏稠腥臭。寒者，痢下清稀便而无腥臭，面白肢冷，口不渴。宜健脾化湿，温胃止吐。囟陷、唇青、甲青者危。

【适用方药】调中汤主之。手华，甲掐之恢复迅速，指纹脉络华，推之易复者为积热，加黄连。甲㿠白，指纹脉络隐，纹华，纹色淡红，甲掐之恢复稍迟者，指纹脉络推之复迟者为积冷，加枳壳。

【理疗措施】针刺膻中、太溪；水底捞月或揉龟尾法。

十四、冷泻（消化不良性腹泻）

【小儿手诊】手皮肤淡白，甲白淡黄，甲月牙偏红，掐之恢复迅速。指纹脉络隐，纹色白淡黄，推之易复。手、甲和指纹脉络白淡黑，甲掐之恢复稍迟，指纹脉络推之复迟者为逆证、重症。

【辨证论治】虚寒体质，脾运化失常，或先天禀赋不足，肾阳亏损，不能助脾腐熟水谷，米谷不化，困倦力少，滑肠夜起，泻痢青白。宜温中，补肾，健脾止泻。手暗、甲薄、指纹脉络暗、囟陷、虚羸、丁奚哺露、耳透黄、脐小偏上、目无光者愈迟。

【适用方药】腹泻方（秘）、益黄散主之。

【理疗措施】针刺太溪、天溪；大肠内侧补推虎口，或拿神阙法。

十五、热泻（病毒性腹泻）

【小儿手诊】手皮肤多暗红。甲偏紫，掐之恢复迅速。指纹脉络显，纹色偏紫，推之易复。

【辨证论治】热结脾胃，传导失常，小便赤少，口干烦渴，大便黄赤，或有沫。或脏中有积，乳母嗜热，或生后伤热，湿热下注，大便色黄褐，气味臭秽。宜温中驱寒，固表止汗，清热利湿。手、甲、指纹脉络皆暗黄者，甲掐之恢复稍迟者，面潮红，手、骨多肉少，虚羸、解颅、囟填者愈迟。

【适用方药】白术散或黄芩汤主之。

【理疗措施】针刺膻中、太溪；补推大指脾面，或掐二人上马法。

十六、伤食泻（食积、消化不良）

【小儿手诊】手皮肤多灰淡黄，甲黄淡紫，掐之恢复稍迟。指纹脉络隐，纹色黄淡紫，推之易复。

【辨证论治】脾胃虚弱，食积伤脾，哺乳不进，乳则呕吐，大便臭如败卵。清热泻火，除烦生津。虚羸、甲薄暗，指纹脉络暗，身热耳黄，指纹脉络推之复迟者愈迟。

【适用方药】保和丸，或紫霜丸主之。

【理疗措施】针刺太溪、天溪；泻推大指脾面，或摩神阙法。

十七、夜啼（钙、维生素 D 缺乏症）

【小儿手诊】手华皮肤淡红，甲淡红，掐之恢复迅速。指纹脉络显，纹华，纹色红淡青，推之易复。

【辨证论治】心经积热，惊恐伤神，脾寒气滞。夜啼烦躁，吐舌摇头，毛发直立。宜除心热，散肝风，镇惊。手暗，甲暗、掐之恢复稍迟，指纹脉络隐，推之复迟，纹色淡白者，解颅、囟陷、虚羸者愈迟。

【适用方药】夜啼方（秘）、钩藤饮主之。

【理疗措施】针刺内关、下关、十宣；拿足大敦、鞋带穴，或运耳风门法。

十八、砂淋（尿路结石）

【小儿手诊】手皮肤多灰淡黑，甲淡黑，掐之恢复迅速。指纹脉络多显，纹色红淡黑，推之易复。

【辨证论治】肾、肝、脾、膀胱协调失衡，致湿热蕴结下焦、熏蒸尿液日久成砂，或肾虚，膀胱气化失衡，形成积聚结砂，结砂日久，便伤及阴津，湿气遏制肾脾阳气，引起正气虚而邪实的证候。气滞血瘀，则小便涩滞而痛，小腹胀满。宜清热利湿，尿色红而剧烈疼痛者需密切观察。

【适用方药】金砂散主之，或金钱草适量水煎代茶饮。

【理疗措施】针刺太溪、太冲、海泉；推下六腑，或掐二人上马法。

十九、脱肛（直肠脱出）

【小儿手诊】手皮肤华，甲淡红，掐之恢复迅速。指纹脉络显，纹华、纹色红、推之易复。

【辨证论治】脾虚气陷，湿热下注，或久痢，气虚不固大肠脱出不收。解颅、虚羸者愈迟。

【适用方药】黄连解毒汤、苦参汤。手、甲、指纹脉络皆暗者可用涩肠散。

【理疗措施】针刺鱼际、尾椎；天河引水，或揉龟尾法。将腊茶少许，和药掺肠头上，用帛揉入。

二十、大便不通（便秘）

【小儿手诊】手大多灰暗，甲淡紫，掐之恢复迅速。指纹脉络显，纹色淡紫，推之易复。

【辨证论治】实者，肠胃积热或气机郁滞，或阴寒积滞。虚者，气血虚弱，阴阳两虚，或小儿肺热在里，流入大肠致大便秘结不通。宜泻热导滞，润肠通便，或补气润肠，通大肠，顺壅闭。手、甲、指纹脉络皆华者用四顺清凉散。手、甲、指纹脉络皆暗者用柴胡散。

【适用方药】四顺清凉散、柴胡散。

【理疗措施】针刺曲池、足三里；大肠侧泻推虎口，或退六腑法。

二十一、小肠火（小便不利）

【小儿手诊】手皮肤灰白，甲红淡黑，掐之恢复迅速。指纹脉络显，纹色红淡黑，推之易复。

【辨证论治】心经不通，心火下移小肠。或伏热心火上攻，肾水不能上升，小便不利。宜清热燥湿，通小便。

【适用方药】木通汤或神芎丸主之。手、甲、指纹脉络皆暗，纹色紫者，用神芎丸。

【理疗措施】针刺照海、中枢；推下六腑，或运水入土法。

二十二、遗尿（尿床）

【小儿手诊】手黄淡红，甲黄淡红，掐之恢复迅速。指纹脉络隐，纹色黄淡红，推之易复。

【辨证论治】肾气不足，脾肺虚寒或肝经郁热。宜健脾补肺，清肝益智。

【适用方药】尿床方（秘）或破故纸散。

【理疗措施】针刺太溪、关元、三阴交、肾俞，或推下六腑。

二十三、尿白浊（乳糜尿）

【小儿手诊】手华，皮肤灰白，甲白淡黑，掐之恢复迅速。指纹脉络隐，纹华，纹色白淡黑，推之易复。手暗，甲黑淡，指纹脉络暗，纹色黑淡青，推之复迟，面黑目肿者为肾阳虚损，愈迟。

【辨证论治】寒凉下注，脾虚不顾，小儿尿白，色如淡乳。多因过食甘甜、肥膏之类等引起，偶有肾阳虚损者为逆证。宜疏土，消食，化积。

【适用方药】三棱散。

【理疗措施】灸曲池、俞府；五指节上轻柔，推三关法。

二十四、虚赢（营养不良）

【小儿手诊】手暗无华，皮肤黄，甲暗、色淡黄、掐之恢复稍迟。指纹脉络隐，纹暗，纹色淡黄，推之复迟。

【辨证论治】脾胃不和，脾胃虚弱，荣卫俱虚，疳伤缺乳，肌肤消瘦，不能乳食，或下痢，吐泻。宜温中和气，健脾和胃，补血生肌；肾阳虚损者固肾止浊。颈间颔下痰结成核（淋巴结肿大）者，解颅、丁奚哺露者愈迟。

【适用方药】异功散、肥儿丸或参苓白术散。

【理疗措施】灸血海、照海；补大指脾面，灯火十三，或捏脊法。

二十五、阴肿疝气（阴肿、直疝、斜疝）

【小儿手诊】手皮肤白淡红，甲白淡红，掐之恢复迅速。指纹脉络隐，纹色淡红，推之易复。手、甲、指纹脉络皆暗者宜补虚、补肾。

【辨证论治】气虚肌弱，血虚，肾气不足，肝气不疏，筋脉不利，皆可引起疝气，阴部偏坠。宜补气、补血、补肾、驱风、除湿。

【适用方药】桃仁丸主之。

【理疗措施】针刺中枢、太溪、俞府；或大肠侧泻推虎口。

二十六、烦躁

【小儿手诊】手灰红，甲暗红，掐之恢复迅速。指纹脉络显，纹色红淡青，推之易复。手华，指纹脉络华者用黄连解毒汤，手暗，指纹脉络暗者用琥珀散。

【辨证论治】心经有热多不安，心燥生风多不定，心有风邪则精神恍惚，烦躁不安。宜镇惊，消风、豁痰。幻觉、自言自语者愈迟。

【适用方药】黄连解毒汤、琥珀散主之。

【理疗措施】针刺百会、中枢、委中；天河引水，或分阴阳法。

二十七、痈毒、疮疖（毛囊炎、蜂窝织炎）

【小儿手诊】手华暗红，甲淡红，掐之恢复迅速。指纹脉络隐，纹华色暗红，推之易复者用连翘汤。手暗，肤色红，甲淡紫，掐之恢复稍迟。指纹脉络显，纹暗，纹色紫，推之复迟者用五福化毒丹。

【辨证论治】血气凝滞而热毒乘之，则结聚成痈疮、肿毒，红肿、隆起、红晕、流脓。宜清热，解毒、活血、化瘀。发热，近痈、近疮疖处痰结成核（淋巴结肿大）者愈迟。发热、畏寒、寒颤者为热毒入里，属重症。火毒入络者为红丝疔（淋巴道感染），有起于痈毒、疮疖处向近心端延伸的红线，在红线尽头用放血针刺出毒血愈速。

【适用方药】连翘汤或五福化毒丸主之。

【理疗措施】天河引水，或运水入土法。

二十八、瘰疬（淋巴结核）

【小儿手诊】 手暗、皮肤灰，甲暗紫，掐之恢复迅速，指纹脉络显，纹色紫，推之易复。

【辨证论治】 热毒与血气相搏，结成顽核，生于项颈。宜清热、解毒、消风。虚羸、解颅、唇白、耳黄者愈迟。手、甲、指纹脉络皆华者用连翘丸；手、甲、指纹脉络皆暗者，甲掐之恢复稍迟者用大圣散。

【适用方药】 大圣散、连翘丸。

【理疗措施】 天河引水，或推五指法。

二十九、水痘

【小儿手诊】 手华、淡红、甲淡红，掐之恢复迅速。指纹脉络隐，纹华，纹色淡红者为轻症。手暗、肤色灰红，甲暗红，掐之恢复稍迟者。指纹脉络显，纹暗，纹色紫淡红者毒炽营气为重症。

【辨证论治】 水痘属于温病，外感疫毒，邪伤肺卫，发热数日，遍身出水痘。宜清解、凉血消肿。

【适用方药】 羌活散、银翘散或升麻消毒饮。

【理疗措施】 重揉手背。

三十、麻症（麻疹）

【小儿手诊】 手灰红，甲暗红，掐之恢复迅速，指纹脉络显，纹色红淡紫，推之易复者属于风寒型，证在表。手紫暗，甲紫，掐之恢复稍迟者，指纹脉络充，纹色紫黑，推之复迟者属于风热型，证在里。手白，甲白、掐之恢复稍迟，身凉、指纹脉络淡白，推之复迟者血虚，肺气绝，大危。

【辨证论治】咳嗽，声哑，面稍肿，两腮潮红，三五日疹出。麻症属于温病。流行麻疹，可分风寒型、风热型、肠胃湿热型、血虚风燥型。

风寒型：散风，驱寒止痒；风热型：散风，清热止痒；肠胃湿热型：泻热解毒；血虚风燥型：解表散风。观阴阳表里，随症用药。

【适用方药】风寒型用麻黄汤，风热型用防风通圣散，肠胃湿热型用六君子汤，血虚风燥型用八珍汤。

【理疗措施】补推大指腮面，或推天柱骨法。

三十一、龟胸（鸡胸）

【小儿手诊】手华、肤色黄淡红，甲黄淡红，掐之恢复迅速。指纹脉络隐，纹色黄淡红，推之易复者为先天禀赋不足，或脾虚。手暗，肤色灰黄，甲黄淡青，掐之恢复稍迟者，指纹脉络隐，纹暗，纹色黄淡青，推之复迟者为脾肾亏损。

【辨证论治】先天禀赋不足，或由感风热，凝注为痰，停心滞胸，渐成龟背胸。宜宽气，化痰，补肾填精。

【适用方药】宽气化痰丸。

【理疗措施】大肠侧泻推虎口，或推五指法。

三十二、解颅、囟填、囟陷

【小儿手诊】手华，皮肤黄淡白，甲黄淡白，掐之恢复迅速。指纹脉络隐，纹华，纹色黄淡白，推之易复者为肺脾两虚。

手暗白淡黑，甲淡黑，掐之恢复稍迟者。指纹脉络显，纹暗，纹色淡黑，推之易复者为肾精亏损，可补肾填精。

手暗黄，甲黄淡青，指纹脉络隐，纹色黄淡青，推之复迟者为脾虚肝旺，可健脾平肝。

【辨证论治】小儿脾虚水泛或热毒壅滞，致颅缝开解。头缝不合为解颅（方颅），囟门隆起曰囟填（颅内压增高），囟门陷如坑者为囟陷（颅内压降低）。宜补脾，补肾，补肺。虚羸、丁奚哺露者愈迟。

【适用方药】六味地黄丸、泻青汤、固真汤。

【理疗措施】小指补肾，或捏脊法。

三十三、目病（眼结膜炎、毛细血管出血）

【小儿手诊】目赤者指纹脉络多红，目黄者指纹脉络多隐，多黄，甲掐之恢复迅速，指纹脉络推之易复。目直者指纹脉络多青，甲掐之恢复稍迟，指纹脉络推之复迟。

【辨证论治】母感风热传子心肝者用导赤散；热极加风者用九仙散；痘疮余毒者用黄连膏点之；天行时疫者可用小柴胡汤；脾气实盛者用五苓散。根据脏腑状况，顺症治疗。

【适用方药】导赤散、九仙散、小柴胡汤、五苓散。

【理疗措施】以上诸证者均可使用，大肠侧推虎口，或针刺关元、阳溪、承浆。

三十四、耳病（外耳道感染、中耳炎）

【小儿手诊】手华，皮肤白，甲华、色红淡黑，掐之恢复迅速。指纹脉络隐，纹华、纹色红淡黑，推之易复者为轻症。手暗，皮肤灰，甲暗、色紫淡黑，掐之恢复稍迟者，指纹脉络显，纹暗、纹色紫淡黑，推之复迟者重症。

【辨证论治】小儿风寒束肺，咳嗽，流涕，耳痒。风热犯肺则耳痛，湿痰内蕴则耳脓，肺热犯肾则耳聋，耳病皆与肾气有关。耳痔者属肝火，湿热上蒸，可用连翘散；耳痛者可清热、耳聋者可泻火、耳痒者可利胆。

【适用方药】消毒散，通窍丸或连翘散。

【理疗措施】针刺关元、天枢、下关，耳病皆可施运耳风门法。

三十五、鼻病（鼻炎）

【小儿手诊】手华，肤色白，甲淡白，掐之恢复迅速。指纹脉络隐，纹华，纹色白淡红，推之易复者为轻症。手暗，肤色灰，甲白淡紫，掐之恢复稍迟。指纹脉络显，纹暗，纹色白淡紫，推之复迟者为重症。

【辨证论治】鼻塞、鼻涕、鼻干、鼻渊、鼻衄皆与肺、肝胆、脾有关。风热犯肺者鼻痛，鼻流清涕，风寒犯肺者鼻有黄涕，肺虚肺热者鼻涕黄稠。

风热犯肺者，疏风清热，可用连翘散；风寒犯肺者可用麻杏石甘汤；肝胆郁热者，清胆泻火，可用龙胆泻肝汤；脾经湿热者，可清脾化湿，用黄芩汤；脾肺虚弱者，可健脾补肺，轻症者宜发散，细辛散、辛夷散主之，重症者可清热生津，可用导赤散；五脏积热者可用加减地黄汤。

【适用方药】连翘散、麻杏石甘汤、龙胆泻肝汤、黄芩汤、细辛散、辛夷散、导赤散、加减地黄汤。

【理疗措施】针刺迎香、内关；捧耳摇头，或推运三阴交法。

三十六、口病（口腔炎）

【小儿手诊】手华，色淡黄，甲黄，掐之恢复迅速。指纹脉络隐，纹华，纹色黄淡青，推之易复者多因肝脾不足，虚火泛上。手暗，色白淡黄，甲暗，掐之恢复稍迟者。指纹脉络显，纹暗，纹色白淡黄，推之复迟者，多因肺热，或心脾积热。

【辨证论治】分外感风邪型、内有蕴热型、热毒壅盛型。口唇干裂，口疮、口糜、上腭红肿。外感风邪，心脾积热者，可清心火，泻积热；内有蕴热，热毒壅盛者，可辛凉清热，用银翘散。

【适用方药】手、甲、指纹脉络皆华者，用温脾丹、保命丹。手、甲、指纹脉络皆暗者用导赤散、泻黄散。

【理疗措施】针刺承浆、合谷、颊车；泻大指脾面，肺俞穴重揉，或运耳风门法。

三十七、舌病、重舌（舌下腺管炎）

【小儿手诊】手暗、皮肤红淡黄，甲红淡黄，掐之恢复迅速。指纹脉络隐，纹暗红淡黄，推之易复。甲掐之恢复稍迟，指纹脉络色黄淡红，推之复迟者为气血两虚。手华，皮肤灰黄，指纹脉络显，纹暗，纹色黄淡红，推之复迟者为脾虚热，或心脾积热。

【辨证论治】舌病皆为心证，心脾有热，气血俱盛，则重舌，脾虚热盛，则令弄舌，木舌者气血两亏，属危症。黑舌苔者虚热过盛。气血两虚者，宜补气补血，心脾积热者宜清热生津。

【适用方药】十全大补汤、理中汤、泻黄散、四君子汤。

【理疗措施】针刺承浆、颊车；补大指脾面，或运耳风门法。或用银勺轻轻摩擦牙龈日数次。

三十八、牙齿病

【小儿手诊】手华白，甲淡红，掐之恢复迅速。指纹脉络隐，纹华，纹色黄淡红，推之易复者皆为阴虚。手暗灰，甲暗紫，掐之恢复稍迟，指纹脉络显，纹暗，纹色青紫，推之复迟者多为肠胃实热，肾热。

【辨证论治】齿为骨之余，齿与肾有关，龈与胃有关。外邪侵入，则痛剧。胃火上炎，则牙龈红肿。寒热错杂，则齿松，齿痛。肾虚则牙生迟，牙疳，磨牙。

风火牙疼者，疏风清热，解毒消肿。胃火牙疼者，清胃泻火，凉血止痛。虚火者，滋阴益肾。风冷者，疏风散寒。肝火者，清肝泻胆，疏肝止痛。胃火者，清胃散。寒热错杂者用小续命汤；风邪、龋齿者，归芎散；肾虚者知柏地黄汤。

【适用方药】手华者用六味地黄丸，实热者用泻黄散。

【理疗措施】针刺承浆、合谷、颊车；泻大指脾面，或运耳风门法。牙龈肿、龈烂可用银勺摩擦牙龈，日数次。

三十九、咽喉（咽炎、咽喉炎）

【小儿手诊】手华、皮肤淡灰，甲紫，掐之恢复迅速。指纹脉络显，纹华，纹色紫，推之易复者，皆为风痰壅滞，热毒郁积。手暗、皮肤淡灰，甲淡红，掐之恢复稍迟，指纹脉络隐，纹暗，纹色暗红，推之复迟者虚寒。

【辨证论治】有风寒型、风热型、湿热型、郁火型、阴虚型、气虚型，喉痹、乳蛾等。

风寒者，疏风散寒；风热、郁火者以清解化毒为主；阴虚者可养阴清肺。颌下有痰结成核（淋巴结肿大）者愈迟。

【适用方药】百喉汤（秘）、甘桔汤、化毒汤、知柏地黄丸。

【理疗措施】针刺神阙、曲池、颊车；食指泻肺，运耳风门法。

四十、痄腮（流行性腮腺炎）

【小儿手诊】手华，肤色黄淡红，甲黄淡红，掐之恢复迅速，指纹脉络显，纹色黄淡红，推之易复者温毒在表。手暗，肤色黄淡黑，甲黄淡黑，掐之恢复稍迟，指纹脉络显，纹色黄淡黑，推之复迟者温毒在里。

【辨证论治】属温病范畴，有轻症、重症和变证之分。轻症不发热；重症发热、头痛、咽痛、食欲不振，腮胀痛，饮食加剧，随后会两腮肿胀；变证者高热、神昏、抽搐，男睾丸痛或腹痛，女腹痛。

温毒在表者，清热解毒、疏风消肿。鲜蒲公英、白矾适量捣烂外敷。温毒入里者头痛、高热、呕吐、头晕，宜清热化痰，软坚散结。变证者，温毒已伤肾元，预后不良，需要息风开窍，清肝泻火。

【适用方药】银翘散、化毒汤。

【理疗措施】天河引水，掐风池法。

四十一、鹤膝风（膝关节结核）

【小儿手诊】手暗、形如鸡爪，甲淡黄，掐之恢复稍迟，指纹脉络隐，纹色淡黄，推之复迟。

【辨证论治】肌肉瘦削，形如鹤膝，膝内作痛，屈伸不利。宜补肾，调脾补胃。解颅、囟陷、虚羸者危。

【适用方药】六味地黄丸、十全大补丸。

【理疗措施】灯火十三，或捏脊法。

四十二、丹毒（皮肤溶血性链球菌感染）

【小儿手诊】手暗、甲紫、掐之恢复迅速。指纹脉络充，纹色紫，推之易复者在表。手灰暗，甲黑紫，指纹脉络黑紫，指纹脉络推之复迟者已入里，属于危症。

【辨证论治】小儿赤游丹毒，皆由心火内壅，热与肉搏，或起于手足，或发于头面胸背，游移上下，其热如火，痛不可言，赤如丹砂，故名丹毒。宜解毒发表。

【适用方药】防风升麻汤。

【理疗措施】黄蜂入洞，或运太阳法。可用鲜猪肉片外敷。

四十三、鹅口（口腔白色念珠菌感染）

【小儿手诊】手华，甲淡红，掐之恢复迅速，指纹脉络隐，纹色黄淡红，推之易复。

【辨证论治】口里白屑满舌上，如豆渣状。以外用药为主。

【适用方药】鹅口散（秘）、保命散敷之，或用少量硼砂敷之。

【理疗措施】泻推大指脾面，推五指法。

四十四、盘肠气（类似肠套叠或肠扭转）

【小儿手诊】手华，甲黄淡红，掐之恢复迅速。指纹脉络隐，纹色黄淡红，推之易复者易治。手暗，甲暗紫，指纹脉络显，纹色紫，推之复迟者险。

【辨证论治】盘肠气者，额上有汗，痛而屈腰，啼多哭少，是小肠为冷气所致。其口闭脚冷，唇干舌燥。宜消积、助胃。

【适用方药】钩藤膏。

【理疗措施】针刺膻中、足三里；拿足大敦穴、鞋带穴，或推三关法。

四十五、屁多

【小儿手诊】手、甲、指纹脉络皆华，色皆黄淡红，甲掐之恢复迅速。指纹脉络推之易复。

【辨证论治】屁多者，多为脾胃湿热，肝郁气滞，或饮食无节肠胃失调。3岁以上小儿，腹内作响，屁响而不臭者为屁多。腹内作响，手、甲、指纹脉络皆黄淡青，屁不响而臭者为伤食。月龄婴儿，屁多者食多。腹内作响，屁响而不臭不为病。口大、脐大偏下者屁多食多。口小、脐小偏上者屁少食少，皆不为病。宜健脾除湿，调肝养胃。

【适用方药】屁多者，海参数片，晨起空腹慢嚼慢咽下，一日无屁。伤食者，焦三仙各10g，焦白术10g，水煎服。

【理疗措施】补推大指脾面，拿肚角法。

四十六、五软（脑瘫）

【小儿手诊】手华，甲淡红，掐之恢复迅速，指纹脉络华，纹隐，纹色淡红，推之易复者可治。手暗、甲白，掐之恢复迟者，指纹脉络淡白，推之复迟者危或愈迟。

【辨证论治】五软者，头软、项软、手软、脚软、肌肉软。分肝肾阴虚型、肾精不足型、虚风内动型、脾虚痰阻型等。宜消食，和气，补阴。

【适用方药】橘连丸、地黄丸主之。

【理疗措施】元宵十五，或捏脊法。

四十七、五硬（新生儿硬肿症）

【小儿手诊】手华、甲淡白，掐之恢复迅速，指纹脉络隐，纹色淡红，推之易复者可治。手暗，甲暗青，掐之恢复迟者，指纹脉络显，纹色青黑，推之复迟者愈迟，寒凝血瘀者不治。

【辨证论治】五硬者仰头吸气，气壅疼痛，连及胸膈，难以动摇，脚心手心如冰冷而硬，为风证。有实、虚、寒、瘀之分：寒者僵卧少动而身凉；实者，寒邪外侵；虚者，阳气不足；血瘀者阳气虚衰，为重症。宜助阳、祛风。

【适用方药】小续命汤。

【理疗措施】涌泉右转揉推，推上三关。

四十八、头疮（毛囊炎）

【小儿手诊】手多华，甲黄淡红，掐之恢复迅速，指纹脉络隐，纹色黄淡红，推之易复。

【辨证论治】头疮者，为血热之毒，脏腑有热，上冲于头，湿热相搏而生疮。头痒、红肿、流脓、发掉。宜清热解毒。颈间有痰结成核（淋巴结肿大）者愈迟。

【适用方药】治黄方（秘），以黄连、甘草、连翘、白部等分水煎洗，发掉、流脓者洗后用黄连、黄柏、黄芩等分为末敷之。

【理疗措施】掐二人上马法。

四十九、黄水疮（脓疱疮）

【小儿手诊】手、甲、指纹脉络皆华者易治。

【辨证论治】黄水疮，有暑湿热型、脾虚湿滞型、嘴边、面、手脚、全身皆可发。痒伴出黄色黏稠水，结痂黄。宜清热解毒，健脾渗湿。

【适用方药】治黄方（秘）或黄连、黄柏、黄芩等分为细末，疮面用艾叶水洗，上药敷之。

【理疗措施】掐二人上马法。

五十、吮指、异土癖（异食癖）

【小儿手诊】手多白淡黄，甲白淡黄，掐之恢复迅速，指纹脉络隐，纹色多黄淡白，推之易复。

【辨证论治】异食、吮指皆与脾有关。有积滞、有虫积或脾虚。小儿无时不吮手指，明显对异食和非食物敏感。健脾益胃为主。虫积者，健脾，消积杀虫，脾虚者补脾，积滞者消积。

【适用方药】鸡内金、石膏、猪肝等分，水煎，不定时服。

甲黄、耳黄者用地黄丸。

【治疗措施】泻推大指脾面，或揉龟尾法。

五十一、心经热证（焦躁、多动症）

【小儿手诊】手多灰青，甲暗，色青淡红，掐之恢复迅速，指纹脉络显，纹色青淡红，推之易复。

【辨证论治】惊悸、不安、烦躁、咬牙、手脚不停，难以静坐。分心脾两虚证、痰火内扰证、肝肾阴虚证。宜补脾宁心，安神镇惊。

【适用方药】多动方（秘）或导赤散。有挤眼、狂叫者可用凉惊丸；肝肾阴虚者用杞菊地黄丸；心脾两虚者用归脾汤；痰火内扰者用黄连温胆汤。

【理疗措施】针刺承浆、少商、十宣；或水底捞月，推囟门法。

五十二、呆笑（小儿精神异常）

【小儿手诊】手多灰青，甲淡青，掐之恢复迅速，指纹脉络显，纹色青，推之易复。

【辨证论治】小儿心神失调，肺窍不利或肝风内动，无病时，忽然见人哈哈大笑，或突然呆笑。宜清热，化痰，镇心，疏肝为主。笑时唤之应答者易治，笑时唤之不应答者为痫，愈迟，可用凉惊丸。

【适用方药】镇静方（秘），或桔梗 9g，半夏 9g，木通 3g，甘草 9g，水煎服。

【理疗措施】针刺百会、十宣或百会穴艾灸，或掐揉百会穴法。

五十三、痛风（急性风湿热）

【小儿手诊】手紫红，甲紫红，掐之恢复迅速，指纹脉络充，纹色紫，推之易复。

【辨证论治】小儿痛风，四肢上或身上一处痛，或移到他处，色红不圆块，参差肿起，按之滚热。分肝肾阴虚型、脾肾气虚型、风湿热痹型、风寒湿痹型、气血两虚型。宜清热、祛风、解表、除湿、散寒。

【适用方药】羌活、独活、五加皮、威灵仙、秦艽、防风、桂枝、前胡各3g，水煎服。

【理疗措施】针刺大敦、解溪、曲泽，或黄蜂入洞。

五十四、斑疹、瘾疹

【小儿手诊】手红紫，甲红紫，掐之恢复迅速，指纹脉络显，纹色紫，推之易复者证在表。手紫黑，甲紫黑，指纹脉络显，纹色紫黑，推之复迟者证在里。

【辨证论治】多为温病或热邪。发热，呕吐，面部、背部、四肢，或手足疹极其稠密，色如锦纹。宜清热解毒。高热、目红、口红、舌红、红斑、瘾疹阴部重者，手红、甲紫红，掐之复迟。斑如锦纹，指纹脉络充、纹色深红，推之复迟者为阳毒发斑（川崎病）属于重症。

【适用方药】消斑青黛饮。

【理疗措施】泻推大指脾面，或推坎宫法。

五十五、滞颐（流口水）

【小儿手诊】手多华，肤色淡黄，甲淡黄，掐之恢复迅速，指纹脉络隐，纹色黄淡红，推之易复。

【辨证论治】涎流出而渍于颐间。有脾胃湿热型、脾胃虚寒型。宜温脾，清热除湿。

【适用方药】温脾散或良附丸。

【理疗措施】补推大指脾面，或推五指法。

五十六、齁鮯（扁软气管）

【小儿手诊】手多淡白。甲薄，色淡白，掐之恢复迅速，指纹脉络隐，纹色淡白，推之易复。

【辨证论治】多为先天禀赋不足。脏腑有热，睡卧不安，咽喉间如拽锯之声。宜镇心安神，化痰压惊。

【适用方药】梅花饮子。

【理疗措施】针刺定喘、四缝；元宵十五，或捏脊法。

五十七、肺感风邪（急性过敏性咽喉炎）

【小儿手诊】手暗紫，甲灰紫，掐之恢复迅速，指纹脉络显，纹色紫暗，推之易复。手青紫，甲青紫，指纹脉络充，纹色青紫，推之复迟者为重症。

【辨证论治】喉间若拽锯声，上气喘急，面色青紫，项下有深凹陷（三凹征），痰涎黏如胶。有风热、风寒、肺热之分。宜疏风清热，调肺，化痰退热安神。

【适用方药】半夏丸或梅花饮子。

【理疗措施】肺俞穴重揉，或推大椎骨法。

五十八、月耳（耳后根部感染）

【小儿手诊】手华淡红，甲淡红，掐之恢复迅速，指纹脉络隐，纹色黄淡红，推之易复。

【辨证论治】耳后糜烂，有黄水，随月盈亏，称为月耳。宜清热解毒。

【适用方药】治黄方（秘）或用三黄散。有黄结痂者用艾叶水洗净，黄连、黄芩、黄柏等分研末外敷。

【理疗措施】天河引水，或推运三阴交法。

五十九、丁奚哺露（佝偻病）

【小儿手诊】手如鸡爪，色灰黄，甲薄灰黄，掐之恢复稍迟，指纹脉络隐，纹色灰黄，推之复迟。

【辨证论治】小儿脾虚气弱，脾虚肝旺或脾肾虚亏。手足极细，项小骨高，尻削体萎，腹大脐突，号哭胸陷，头骨分开，翻食吐虫，烦渴呕哕。宜补肾，补阳，健脾。

【适用方药】地黄丸、十全丹、肥儿丸。

【理疗措施】元宵十五，补推大指脾面，或捏脊法。

六十、嗞煎嗞哇（心肌炎）

【小儿手诊】手暗紫，甲暗紫，掐之恢复迅速，指纹脉络显，纹色暗紫，推之易复。手暗黄，甲黄，掐之恢复迟，指纹脉络隐，纹色淡黄，推之复迟，耳黄，眼白者愈迟。

【辨证论治】小儿邪毒犯心，精神恍惚，内烦不安，心满叹气，心神不定，时有惊悸。宜除烦宁心，健脾补肾。

【适用方药】导赤散、金箔镇心丸。

【理疗措施】针刺少海、曲池；涌泉右转揉推，或分阴阳法。

六十一、痉病（脑炎、脑损害）

【小儿手诊】手华暗红，甲淡红，掐之恢复迅速，指纹脉络显，纹色红，推之易复者可治。手暗青，甲青，掐之恢复迟者，指纹脉络显，纹色青紫，推之复迟，不时抽动者危。

【辨证论治】小儿温病伤及脏腑，气血损伤，或气滞血瘀。面目赤色，无汗恶寒，牙关紧急，一身强硬，痰涎壅盛，小便赤涩，一发终日不苏，先有谵语，或四肢厥冷，有汗不恶寒，大便滑泻，不渴不语。宜温阳祛风，健脾。

【适用方药】小续命汤、附子理中汤。

【理疗措施】针刺人中、内关、十宣；涌泉右转揉推，或掐风池法。

六十二、石女（处女膜闭锁或小阴唇粘连）

【小儿手诊】手、甲、指纹脉络皆华者易治。掌纹纷乱者，小指奇短者，悬雍缺如者，多先天禀赋不足；双悬雍者多双子宫。

【辨证论治】小儿先天禀赋不足，处女膜无孔，小阴唇粘连，悬雍缺如，或双悬雍。治宜人参、甘草、升麻、大芸、雌蚕蛾等分研末，蜂王浆蜂蜜为丸麻子大，每服1~3丸，直至孔开，双子宫者无需治疗。

【适用方药】治粘连方（秘）或用人参、甘草、升麻、大芸等分，重者水煎服，轻症外洗。蜂王浆外敷月愈。

【理疗措施】涌泉右转揉推，或捏脊法。

六十三、龟头不出（包皮过长、包茎或包皮粘连）

【小儿手诊】手、甲、指纹脉络多华，甲掐之恢复迅速，指纹脉络推之易复。

【辨证论治】小儿先天禀赋不足或肾气亏虚，龟头不露，小便出如线，小便时阴茎状如蓓蕾。睾丸过小或缺如者，单睾丸者皆愈迟。

【适用方药】包皮粘连方（秘），或鹿鞭、海马水煎服。或鹿鞭、海马、公狗尿，等分浸泡洗之，雄蚕蛾尿敷之，月愈。

【理疗措施】小指补肾、推五指法。

六十四、男孩乳大（乳房发育）

【小儿手诊】手骨少肉多，甲、指纹脉络多华。

【辨证论治】乳大，乳头紫黑，触之有核，疼。隐睾，睾丸偏小者，单睾丸者愈迟。

【适用方药】鹿茸、海马、甘草、雄蚕蛾、韭菜籽，等分，研末，梧子大，每日 1 丸。

【理疗措施】小指补肾，或揉涌泉法。

六十五、女孩乳小（乳房发育不良）

【小儿手诊】手多华，甲白薄，指纹脉络多隐，纹色多黄淡红，推之易复。

【**辨证论治**】月经已初潮，年过 14 周岁乳小，乳头白小，触之软核小，不疼。小指奇短者先天禀赋不足，愈迟。

【**适用方药**】人参、肉苁蓉、葛根、锁阳、枸杞子各 10g，银杏 2 枚，水煎服。

【**理疗措施**】乳房按摩。

六十六、肾元偏盛（小儿夹腿综合征）

【**小儿手诊**】手华，潮红，甲红掐之恢复迅速，指纹脉络显，纹色红，推之复速。

【**辨证论治**】小儿相火妄动，夹腿，摩擦阴部，扭体，面潮红，目光凝视，嘴唇动，握拳，抓衣，呻吟，额出汗，或全身大汗。女孩多发，男孩少见。宜清热、泻火、化瘀、安神。偶有消瘦、厌食、皱眉、孤僻、呆立者加黄柏、远志。手暗，甲黑淡黄，掐之恢复稍迟，指纹脉络隐，纹色黑淡黄，推之复迟者加冬虫夏草。

长期有规律抚摸、擦洗会阴部引起者愈迟。偶有食物引起者，改变食物后渐愈。蛲虫引起者，驱虫后渐愈。禁食含游离氨基酸食品，禁止抚摸、擦洗会阴部。

【**适用方药**】泻肾方（秘），或用知母 6g，灵芝 6g，元胡 6g，香附子 6g（2 岁以下各 3g；5 岁以上各 9g），水煎服。细辛、黄连、雪上一枝蒿，适量，水煎，轻淋洗阴部。

【**理疗措施**】天河引水，或退六腑法。

六十七、斑秃（神经性脱发）

【**小儿手诊**】手、甲、指纹脉络皆华者，甲月牙清晰者易治。手、甲、指纹脉络皆暗者，甲薄月牙毛糙者愈迟。

【辨证论治】小儿血热生风，肝郁气滞，不规则脱发。宜补肾，润肺。

【适用方药】治斑方（秘），或甘草、石膏、何首乌、地黄各5g，水煎服。用甘草、雌蚕蛾、生姜等分，浸酒点之。

【理疗措施】小指补肾，或推五指法。

六十八、白癜风（黑色素细胞脱失症）

【小儿手诊】手诊一般没有异常表现。有手灰，甲毛糙，指纹脉络灰黑，推之复迟者，患肢有绳索状黑灰相间条纹者，患肢与健肢明显细小者为肌痹，非白癜风之兆，愈迟。

【辨证论治】小儿气血不和，肝肾不足或瘀血阻滞，引起身体某部位，有点状，片状，不规则，表面光滑，毛发白，不痛不痒的白斑。有先树荫状淡影，后渐白者。有烧烫伤愈后发者，有不知原因突然发现者。宜补肾，化瘀。一般以外治为主。

【适用方药】白癜风方（秘）、六味地黄丸。外用方：补骨脂30g，五灵脂30g，纯银50g，先放纯银于砂锅中慢火反复煮开半天，后下补骨脂、五灵脂，再煮三至五沸，静置半天，过滤备用，日抹白处数次，有起水疱者即止，数月愈。可同时服用六味地黄丸，或白癜风丸。

【理疗措施】小指补肾，或推五指法。

六十九、脱甲、断甲（雷诺氏病）

【小儿手诊】手灰红，甲紫红，从月牙处断裂，掐之复迟，指纹脉络显，纹色紫红，推之复迟。手、甲、指纹脉络皆华者，断甲已长出淡白月牙者易治。

【辨证论治】小儿温病伤脏或肾经火虚。手、脚甲初期先紫后痛，随之渐渐脱离，或横断裂，或温病过后，不痛不痒而甲从月牙处断裂。某些清热解毒药和抗病毒药物也可引起断甲、脱甲。宜祛风，解表，散寒。

【适用方药】羌活、独活、五加皮、威灵仙、秦艽、防风、桂枝、前胡各 3g，水煎服，甲用马油润之。

【理疗措施】黄蜂入洞或分阴阳法。

七十、口眼㖞斜（吊线风、面瘫、面神经麻痹）

【小儿手诊】手一般淡红，甲黄淡红，掐之恢复迅速，指纹脉络隐，纹色黄淡红，推之易复。

【辨证论治】外感风寒，或外感风热，偶有湿热者少见。口眼㖞斜，哭时或笑时明显，喝水外漏。宜清肺化痰，通经止痉。

【适用方药】面瘫方（秘），或用牵正散，或白僵蚕研末，每服 3g，日服 2 次。

【理疗措施】针刺颊车、太阳、合谷，向左歪针右侧，向右歪针左侧。7 日内可用三棱针放血，7 日外放血无效。或掐二扇门法。

七十一、荠菜中毒（胆碱过量）

【小儿手诊】手华白淡黄，甲白淡，掐之恢复稍迟，指纹脉络隐，纹色白淡黄，推之复迟．近日有喂食荠菜史。对手诊与症状不符者，一定要询问近期使用药物及食物史。

【辨证论治】皮疹、呼吸困难、憋气、喘憋、嗜睡、少尿、干呕、腹泻、无力、反应迟钝、肢体颤动。5岁以下幼儿多见。宜解毒。轻症无需治疗。

【适用方药】白扁豆，视症状取10至30粒，灵芝6g，水煎不时饮，直至症状消失。

【理疗措施】运水入土法。

七十二、灰灰菜中毒（光敏反应）

【小儿手诊】手灰，甲淡紫，掐之恢复迅速，指纹脉络隐，纹色红淡青，推之易复。近日有食用灰灰菜史。对手诊与症状不符者，一定要询问近期使用药物及食物史。

【辨证论治】面、手、眼皮、身体、灰肿，暴露处明显。解毒为主。轻症可水煎薏苡仁频服治疗。嘱其避光。对于血尿及重症者需谨慎。

【适用方药】薏苡仁水煎频服。

【理疗措施】运水入土法。

七十三、曼陀罗中毒

【小儿手诊】手灰红，甲暗紫，掐之恢复迅速，指纹脉络充，纹色紫，推之易复。近日有误食曼陀罗花或种子史。对手诊与症状不符者，一定要询问近期使用药物及食物史。

【辨证论治】面红耳赤，烦躁，眼红，瞳孔散大，视物模糊，手红，身红发烫，呕吐，小便不利，疼痛，多为儿童误食。解毒为主。轻症患者可先催吐后用绿豆水煎频服；重症患者风险大，先催吐后转院。

【适用方药】绿豆水煎频服，或黄连6g，雪上一枝蒿6g，水煎，频服。

【理疗措施】运水入土法。

七十四、苍耳子中毒

【小儿手诊】手暗灰，甲灰青，掐之恢复稍迟，指纹脉络显，纹色青紫，推之易复。近日有误食苍耳子史。对手诊与症状不符者，一定要询问近期使用药物及食物史。

【辨证论治】轻度中毒表现为皮疹、精神萎靡、嗜睡、烦躁、头晕、面肿、恶心呕吐；重度中毒表现为呼吸困难、发绀、惊悸、抽搐等。多为儿童误食。解毒为主。轻微症状患儿，可先催吐多饮水，重症有风险，先催吐后转院。

【适用方药】甘草、白茯苓等分水煎频服。

【理疗措施】运水入土法。

七十五、银杏果中毒

【小儿手诊】手暗紫，甲暗紫，掐之恢复稍迟，指纹脉络显，纹色紫灰，推之复迟。

【辨证论治】轻度中毒表现为头疼、头晕、烦躁、呕吐、腹泻；重度中毒者可出现高热、呼吸急促、惊悸、抽搐。多为儿童误食。解毒为主，排毒辅之。轻症患儿，可用甘草水煎频服；重症有风险，先催吐后转院。近日有误食银杏果史。对手诊与症状不符者，一定要询问近期使用药物及食物史。

【适用方药】甘草 20g，水煎，频服。

【理疗措施】运水入土法。

七十六、蔬菜汁中毒（亚硝酸盐中毒）

【小儿手诊】手暗紫，甲暗紫，掐之恢复稍迟，指纹脉络显，暗紫，推之复迟。近日有喂食蔬菜汁史。对手诊与症状不符者，一定要询问近期使用药物及食物史。

【辨证论治】小儿哭闹、口紫，手、面、灰紫，呕吐，烦躁，呼吸困难。多为父母错误认识或鲜榨蔬菜汁放置时间过长喂养幼儿引起。宜解毒排毒。轻症患儿先催吐，后用人参、甘草等分水煎服，重症患儿先催吐后转院。

【适用方药】人参、甘草等分，水煎，频服。

【理疗措施】运水入土法。

七十七、胃柿石

【小儿手诊】前期手诊一般无病相表现，日久会有手暗灰黄，甲淡黄，掐之恢复迅速，指纹脉络隐，纹色黄淡，推之易复。

【辨证论治】积聚。阵发性腹痛，哭闹，作呕，胀气，食欲不振，打嗝，流口水等。小儿上腹部拒按，有时流口水。有近期空腹食用柿子、山楂、软枣、等水果史。对手诊与症状不符者，一定要询问近期使用药物及食物史。空腹食用柿子、软枣、山楂等水果皆可成石。宜消积。

【适用方药】消石方（秘），可用烂积丸，周岁以下每服1粒，周岁以上按年龄每岁1粒。水研服，每日两次。

【理疗措施】泻推大指脾面，或掐二人上马法。

七十八、变蒸（正常生理现象）

【小儿手诊】手华，肤色淡红，甲润、色淡红，无横竖纹，掐之恢复迅速，指纹脉络隐，纹色黄淡红，推之易复。

【辨证论治】明·万全《万氏家传幼科发挥》曰："变蒸非病也，乃儿生长之次第也。儿生之后，凡三十二日一变，变则发热，昏睡不乳，似病非病。"人要经过十二变而生成十二经络。"变蒸已足形神俱全矣。正如蚕之眠，不如是不足成人矣。凡一变之时，则筋骨手足以渐而坚，知觉运动以渐而发，日异而月不同。如变后形体渐长，知识渐增，反为无病儿也。故无治也。"一般手诊无病相者无需投药。

【理疗措施】可适当施灯火十三加以调理，或施捏脊法。

【第五章】
典型病例风险预测摘要

小儿手诊不但是四诊中望与切的发挥，而且是预测疾病风险与转归的有效手段。在日常诊疗活动中有举足轻重的作用，不仅可以规避医疗风险，还可以指导对患者的留观与转诊。以下是通过小儿手诊对病情风险预测的典型病例，供大家参考。

病例 1：颅内出血

公某，男，3天。于1983年4月20日就诊。

现病史：患儿在县人民医院新法接生，曾注射破伤风抗毒素。两天前出院回家。随后便出现间断哭闹。哭、啼交替，烦躁不安，啼止似呻吟。时而二目大睁，似寻物，张口但不吮乳。

体检：体温正常，瞳孔基本对称，囟填，囟门按之稍硬，面色灰红。

小儿手诊：手暗、骨多肉多，掌指均衡，肤色灰红。甲暗、色青紫，掐之恢复迅速。指纹脉络暗、纹显，纹色紫。推之易复，直透三关。

中医辨证：属于风从内生，阴阳相兼，邪气在血，迫血妄行。

中医诊断：血不循经，溢出脉外。危症，不治。

西医诊断：颅内出血。

辨证论治：经实施运水入土法无明显效果，嘱其住院。于3日后在县人民医院儿科颅内出血死亡。

病例分析：此为使用三医堂家传小儿手诊规避医疗风险的典型病例。

患儿在医院已做过体检，属于健康出院。症状以哭闹为主，看似普通。再者婴儿疾病的症状与小儿和成人差异很大，如果没有小儿手诊的诊断，很容易被以上信息误导，按普通病例处理，留观治疗，必然会担误诊风险。通过使用手诊：手、甲、指纹脉络皆暗，为阴盛表现或逆证表现，而甲掐之恢复迅速，指纹脉络推之易复，则为阳气充足表现。这不难看出，此患儿阴阳相兼，此证变化多端，多为逆证。指纹脉络"直透三关阎罗见"明显属于危症。通过以上手诊病相，便可判断出此患儿疾病的转归有风险，嘱其转院。虽然没能挽救患者生命，但成功规避了一次医疗风险。

病例2：小儿急疹

公某，男，3岁。于1984年2月15日就诊。

现病史：高烧惊厥，角弓反张，抽搐，神志不清。

体检：体温39.6℃，囟门闭，枕秃。既往无抽风史，家人无癫痫史。

小儿手诊：手华、皮肤灰红。甲华、紫，掐之恢复迅速。指纹脉络华、纹隐，纹色青紫，推之复速，在风关。

中医辨证：温毒在表，卫分证，风险小，易治。

中医诊断：极热生风，肝风内动。

西医诊断：高热惊厥。

辨证论治：经实施开天门法，针刺十宣，患儿抽搐止，随即入睡，醒来后精神表现良好。继续对症治疗至疹出。

病例分析：此患儿因热极生风抽搐，从症状上看属于危重症，但通过手诊并没有发现危重症的手诊病相，因此诊断为轻症。在病人家属极端恐惧下，医生能准确预测患者的疾病转归路径，使患者家属对医生更加信任。在症状出现危重症，手诊提示为轻症时，同时结合其他临床表现，可以做出准确判断，不仅避免了患者及家属过度紧张，医生又可胸有成竹地进行辨证论治。

病例 3：流行性脑脊髓膜炎

公茂某，女，3 岁。于 1984 年 4 月 20 日就诊。

现病史：患儿平素健康，突然发病，抽搐昏迷，神志不清。双目大睁，不识母，暴吐，口吐白沫。

体检：体温 39.5℃。囟门闭，心率 120 ／分钟。

小儿手诊：手暗、皮肤黑紫。甲暗、色紫、掐之恢复迅速。指纹脉络暗、纹显，纹色紫黑，推之复速，指纹脉络直透三关。

中医辨证：疫邪化火，灼伤心肝。为血分证，危症，风险大。

中医诊断：毒邪内闭。

西医诊断：流行性脑脊髓膜炎。

辨证论治：经实施掐人中法，拿鬼眼法，针刺十宣、合谷抽搐止，但患儿仍处于半昏迷状态，烦躁，嘱其转院。

病例分析：患儿在入院途中再次抽搐，住院两周。此患儿抽风，首先要按急、危、重症接诊，再通过手诊辨别病性。当手诊提示轻症时，可根据其他临床表现谨慎斟酌，当手诊提示重症、危症时，一律按重症处理。

病例4：支气管异物

刘某，男，3岁。于1993年2月3日因咳喘数日就诊。

现病史：患儿平素健康，无哮喘史。

体检：体温37℃，咳喘严重，有阵发性咳嗽。吐白沫状痰，精神尚可，面黄紫，目轻微浮肿。

小儿手诊：手华、皮肤深红。甲华、淡红，掐之恢复迅速。指纹脉络华、纹隐，纹色黄淡红，推之易复，在风关。

中医辨证：痰热壅肺。

中医诊断：咳喘、肺胀。

西医诊断：支气管异物？

辨证论治：经实施揉肺俞穴法和对症治疗效果不佳，嘱其住院确诊。

病例分析：考虑支气管异物，嘱其住院，但X线拍片未发现异物，医院治疗观察数日无效，咳喘有逐渐加重表现。转地区医院，经气管镜吸出数粒碎花生米，因此患者家属对小儿手诊给予了很高的评价。

此患儿情况特殊，有肺证，痰涎壅盛症状，但与手诊手相不符。特别是按肺证痰涎壅盛治疗无效，病情逐渐加重，指纹脉络不过风关。有此种反常现象时，要细心观察临床表现，首先考虑非常规致病因素，以防延误治疗。

病例5：小儿肾炎

公某，男，3岁。于1983年5月28日因高烧治疗数日无效就诊。

现病史：患儿因高热，在当地治疗5天，用药不详，高烧逐渐加重，并神昏，不时哭闹，小便暗红，便秘。

体检：体温39.6℃，囟门闭，面浮肿，脚轻度水肿，痛苦面容。

小儿手诊：手暗、皮肤青灰。甲暗、色青，掐之恢复稍迟。指纹脉络暗、纹显，纹色紫黑，推之复迟，至命关。

中医辨证：风热内侵入血，损伤经络，三焦气化不利。危症，风险高，需要转诊。

中医诊断：水肿，血尿。

西医诊断：小儿急性肾炎。

辨证论治：经实施推三关法，对症治疗无明显效果，嘱住院治疗。

病例分析：经县医院诊断为小儿急性肾炎。此患儿明显有危重症表现，与手诊手相十分吻合。对于此类患者，判断疾病风险和预测疾病转归并不难。症状重同时手诊提示重症的患儿一定要提高警惕。

病例6：小儿心肌炎

王某，女，5岁。于1995年7月20日就诊。

现病史：家长诉患儿反复感冒已半年余，曾多方治疗无效，近来出现烦躁，打人，摔东西，咬人，精神不振，不时唉声叹气，嗜睡。家人以为是中邪，经多方治疗无效。

体检：体温36.8℃，患儿精神欠佳，有嗞煎嗞哇表现，明显乏力，不时叹气，听诊心律不齐，肺部有啰音。

小儿手诊：手暗、皮肤暗，灰白，掌小指长。甲淡紫，掐之恢复稍迟。指纹脉络暗、纹色淡紫，纹显，推之复迟，直透三关，属于重症。

中医辨证：心证兼肺，邪毒犯心。

中医诊断：心悸，胸痹。

西医诊断：心肌炎。

辨证论治：经实施分阴阳法无明显效果，嘱其住院确诊。

病例分析：最终经地级医院确诊心肌炎。患者家属对小儿手诊高度赞扬。此患儿病程长，并且没有明显的危重症表现，因此没有引起医者和家长重视。在这种情况下，只要手诊首相提示重症，指纹脉络透三关，不管症状如何都要首先考虑有隐性重症的可能，要按重症处理。

病例 7：胎疹

公某，男，2 天。于 1986 年 7 月 6 日就诊。

现病史：面部粟粒样红疹，无哭闹，吮乳正常。

体检：体温 37.7℃，囟填，但囟门按之软，大小便正常。

小儿手诊：手华、皮肤淡红，骨肉均衡。甲淡白、掐之恢复迅速。指纹脉络华、纹隐，纹色黄淡红，在风关，推之易复。

中医辨证：胎中热毒，命门相火之毒。

中医诊断：胎毒。

西医诊断：新生儿痤疮。

辨证论治：经实施推五指法痊愈。

病例分析：在手、甲、指纹脉络皆提示小恙时，一般不会有重症，但为谨慎起见，需结合其他临床表现以防误诊。

病例 8：天钓

张某，男，3 岁。于 1985 年 3 月 12 日就诊。

现病史：患儿 3 天前因腹痛，腹泻，呕吐，在当地治疗 3 天无效，并呕吐不止，当地医生给其曾注射一针止吐药，药物不详。回家途中哭闹，随即头后仰，项强，角弓反张，烦躁手脚抽动，目上视，口歪斜，针刺按摩不能缓解，无既往史。

体检：体温 37.5℃，囟门闭，发稀少，腹部稍硬，腹肌稍紧，心律不齐，心率 60／分钟。

小儿手诊：手华、皮肤暗红，骨肉皆少，掌指均衡。甲华、色淡红，掐之恢复稍迟。指纹脉络华、纹隐，纹色黄淡红，推之复迟，在风关。

中医辨证：肝风内动。

中医诊断：天钓。

西医诊断：锥体外系反应。

辨证论治：经实施掐二扇门法，针刺十宣、合谷症状减轻，经对症治疗愈。

病例分析：此患儿的症状，从手诊的各项指标看都不合常规。虽然有肝风内动的症状，很明显属于症状不对病证，因此在其他临床表现没有明显危症的情况下，要考虑外因，如外伤或药物副作用、中毒等。可以通过手诊推测出是内因性疾病还是外因性病症，为治疗赢得时间，为对症下药提高准确率。

病例 9：小儿先天性心脏病

冀某，男，8 个月。1986 年 12 月 6 日就诊。

现病史：患儿旧法接生，多次喘憋以肺炎治疗效果不佳，反复发作就诊。

体检：头颅偏小，囟陷，体温 37.8℃。精神尚可，明显乏力，口唇青紫，听诊心律不齐，有吹风样杂音。

小儿手诊：手暗、皮肤青黑偏紫。甲暗、青紫，掐之恢复迟。指纹脉络暗、纹显、紫青，指纹脉络推之复迟，直透三关，属于重症。

中医辨证：心气不足，血不华色，行涩阻滞。

中医诊断：胎禀不足，气血两虚。

西医诊断：先天性心脏病。

辨证论治：经实施分阴阳法无效，嘱其住院确诊，经省级医院确诊心脏四联症。

病例分析：患儿在脏腑辨证和六淫辨证中，症候交织，症状模糊，无法准确辨别，在这种情况下，要以手诊提示的结果为判定标准。此患者手诊指标明显为重症，但症状表现为轻症，精神无明显异常，体温基本正常。这种情况不可盲目用药，要按手诊提示，按重症处理。

病例 10：手足口病

李某，男，5 岁。于 1994 年 10 月 9 日就诊。

现病史：患儿精神良好，3 天前曾低热 37℃，没有治疗，饮食、活动、精神均无异常。

体检：体温 37℃，听诊心肺无杂音，双手及双脚掌侧有带红晕的斑丘疹，中心有微白色脓液。肛周、口咽部有红色丘疹。

小儿手诊：手华、皮肤淡红。甲淡红，掐之恢复迅速。指纹脉络华、纹显，纹色暗红，推之复易，在风关，无风险。

中医辨证：温邪在卫，毒在皮毛。

中医诊断：温病，痘疮。

西医诊断：手足口病。

辨证论治：经实施运太阳法和对症治疗愈。

病例分析：温病，即流行病，在手诊提示轻症时，体温和临床表现很重要。但要注意，此患儿属于温病范畴，温病的最大特点是病情变化多端，转归很难预测。在利用手诊指标判断风险和预测转归时，要特别注意随时观察手相变化，如：甲淡红，掐之恢复迅速，指纹脉络在风关，推之易复，这说明证在表，是轻症。如果突然出现甲青淡红，掐之恢复稍迟，指纹脉络进入气关或命关，这说明证已经入里，转化为重症，应密切观察。